W9-DHY-425

Cosmética

Slow Cosmétique

JULIEN KAIBECK

Cosmética *Slow Cosmétique*

Recetas y consejos de belleza para una cosmética consciente y natural

Prólogo de Jean-Pierre Coffe

Traducción de Belén Cabal

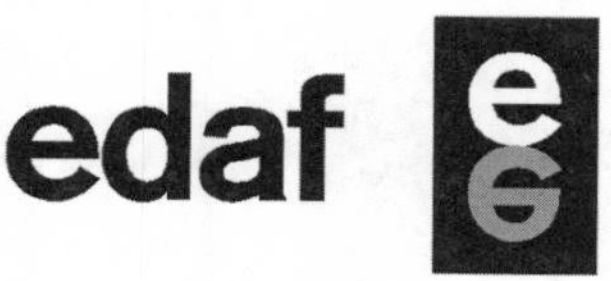

MADRID - MÉXICO - BUENOS AIRES - SAN JUAN - SANTIAGO
2014

Título original: *Adoptez la Slow Cosmētique,* por Julien Kaibeck

Diseño de cubierta: Gerardo Domínguez

Editorial EDAF, S.L.U.
Jorge Juan, 68. 28009 Madrid
http://www.edaf.net
edaf@edaf.net

Ediciones Algaba, S.A. de C.V.
Calle 21, Poniente 3323 - Entre la 33 sur y la 35 sur, Colonia Belisario Domínguez
Puebla 72180 México
Telf.: 52 22 22 11 13 87
edafmexicoclien@edaf.net

Edaf del Plata, S.A.
Chile, 2222
1227 Buenos Aires (Argentina)
edafdelplata@edaf.net

Edaf Antillas/Forsa
Local 30, A-2
Zona Portuaria Puerto Nuevo
San Juan PR00920
(787) 707-1792

Edaf Chile, S.A.
Coyancura, 2270, oficina 914, Providencia
Santiago - Chile
edafchile@edaf.net

Primera edición: Octubre de 2014

Depósito Legal: M. 26.085-2014
ISBN.: 978-84-414-3496-7

PRINTED IN SPAIN IMPRESO EN ESPAÑA

IMPRESO POR COFÁS

Este libro está dedicado a mis padres,
porque mamá nunca soltó la barra de labios y
porque papá nunca se puso nada en el rostro.

Índice

Prólogo
de Jean-Pierre Coffe

El libro de Julien Kaibeck ofrece un panorama alarmante sobre los cosméticos convencionales. Si las mujeres y los hombres que lean este libro no se plantean cuestiones fundamentales sobre el futuro de la piel de su cara y de su cuerpo, será porque al género humano le habrán vencido la inconsecuencia y la estupidez, y, finalmente, quedará sometido a los dictados de la publicidad.

Tras la lectura de estas páginas hemos quedado consternados por la irresponsabilidad de los poderes públicos y de las grandes empresas que hay detrás de estos productos.

Desde hace algún tiempo nos bombardean los oídos con consejos para comer mejor, en menor cantidad, más sano, orgánico si es posible, para evitar el riesgo de padecer cáncer, enfermedades cardiovasculares, diabetes y colesterol... Pero nadie levanta la voz para ponernos en guardia contra los productos sintéticos utilizados en la alimentación. Los peligros son los mismos con los cosméticos.

Algunos fabricantes de alimentos parecen haber tomado conciencia de la inutilidad de los colorantes, aromatizantes, espesantes, estabilizantes, conservantes, del aceite de palma hidrogenado... Pero esto todavía no ha llegado al mundo de la cosmética.

Hasta ahora las mujeres y los hombres se dejaban seducir por los engañosos anuncios. Todos soñamos con ser más jóvenes, más hermosos... El terror a las arrugas, la obsesión por tener un pelo brillante y suave o una piel tersa y aterciopelada se han convertido en una pesadilla. Compramos todo y cualquier cosa sin, obviamente, pedir la opinión de un dermatólogo. Nos dejamos manipular por la creatividad de los departamentos de *marketing* y los publicistas de estas empresas, ávidas de beneficios, y, sobre todo, poco preocupadas por los resultados obtenidos, a pesar de los grupos de consumidores que fomentan la credulidad de los usuarios.

Nos dejamos manipular por la creatividad de los servicios de *marketing* y los publicistas de estas empresas ávidas de beneficios y sobre todo poco cuidadosas con los resultados obtenidos, a pesar de paneles de consumidores que animan a la credulidad de los usuarios.

En su libro Julien Kaibeck aboga por la *slow cosmétique* (inspirado por el movimiento Slow Food®) que gana terreno día a día. No es uno de estos gurús que te sugiere comprar sus productos, sino que te presenta una serie de métodos y recetas muy simples para que tú mismo, con ingredientes naturales y cotidianos, elabores tus productos para el cuidado personal, la higiene y el maquillaje. No promete resultados espectaculares de la noche a la mañana, pero sí una limpieza razonable de la piel del rostro y del cuerpo para ganar en naturalidad y sencillez.

Yo, que desde hace casi treinta años animo a los consumidores a comer de forma más sana y de manera más reflexiva, que quisiera que todos demostraran su sentido común en la alimentación, estoy profundamente convencido de que Julien Kaibeck es mi *alter ego* en la defensa de la cosmética.

Por todo eso, te animo a leer este libro, para que tomes conciencia de los riesgos que corres al utilizar productos equivocados. Léelo con atención, porque es tu bienestar futuro el que está en juego.

Introducción

La *slow cosmétique*, una invitación a la revolución

«¡Liberadnos de la cosmética lavacerebros!»

Esta es una consigna que algún día podríamos ver escrita con lápiz de labios en todos los espejos de Francia. La cosmética es, de hecho, nuestra mayor enemiga... Dulce y voluptuoso, este universo de belleza nos hace soñar y nos da una oportunidad formidable de sentirnos mejor con nosotros mismos. Sus deliciosas promesas nos hacen ver la vida de color rosa. Sin embargo, debido a que se rige por la ley de la obtención de beneficios, el mundo de la cosmética es implacable con nuestros bolsillos y con nuestra salud, por no hablar de su impacto en el medio ambiente.

Cada vez somos más propensos a darnos cuenta de que algo está mal. Desde hace unas décadas presentimos que los mensajes emitidos por los profesionales de la cosmética suenan falsos. Con la llegada de los cosméticos orgánicos certificados, muchos de nosotros nos hemos hecho las preguntas correctas. ¿Cuál es el impacto real de los ingredientes cosméticos en la salud? ¿Y en el medio ambiente? ¿Cómo es posible que haya rastros de parabenos en nuestro cuerpo? Y ¿por qué aplicar derivados petroquímicos inertes en la piel? Estas preguntas han encontrado respuestas parciales gracias a los sellos orgánicos. A pesar de todo, sigue habiendo mucha desinformación y se puede hablar literalmente de un lavado de cerebro, una «cosmética lavacerebros».

Este lavado de cerebro es doble.

Por un lado, nos hacen creer que los productos cosméticos solo contienen ingredientes beneficiosos para nuestra piel, sin hablar jamás de los posibles peligros a largo plazo ni de la verdadera naturaleza de estos ingredientes, generalmente sintéticos. ¡Su impacto ecológico es tremendo! Hoy en día la cosmética está en todas partes y representa un mercado gigantesco. Nunca se habían consumido tantos cosméticos. Las grandes marcas de belleza han invertido en los países emergentes y están descubriendo a la humanidad el placer de aplicar una crema o de maquillarse. El problema es que los cosméticos comerciales no están exentos de riesgos para la piel y para el medio ambiente. No sabemos lo suficiente.

Por otra parte, el *marketing* cosmético nos arrastra a una búsqueda un poco irracional del producto milagroso, creando un frenesí de la innovación, de lo pseudocientífico y del consumo. Es el impacto social lo que está en juego. Nos hacen creer que los cosméticos son capaces de garantizarnos una juventud eterna y que son cada vez más innovadores. En términos de efectos tangibles y evidentes, no lo son. Pero el mensaje es el mismo después de casi un siglo: «¡Cómpralo! ¡Este producto responde a una nueva necesidad! ¡Es mejor que el anterior! ¡Porque tú lo vales!»

Los efectos de este lavado de cerebro de nuestra sociedad son muy poderosos. Están en juego enormes sumas de dinero. Incluso los profesionales de la belleza están engañados por su propio juego. Basta con asistir a las conferencias de los cosmetólogos. Hablan de ingredientes innovadores capaces de rellenar una arruga o de eliminar una mancha, aunque todo dermatólogo sabe que esto es imposible con una fórmula cosmética. Cada temporada, una increíble innovación destaca a golpe de millones de euros para prometernos una mayor comodidad, juventud y seducción. Todos compramos y probamos estos productos. Esperamos incansablemente que la novedad sea una garantía de calidad, y nuestra búsqueda de la belleza no termina. Sin embargo, la piel de la humanidad parece ser siempre la misma: vive con sus imperfecciones, evoluciona constantemente bajo la influencia del estrés y del clima y, con el tiempo, envejece.

¿Tal vez no es tan grave esta falta de información? Es verdad que, al fin y al cabo, los cosméticos nos suben la moral y nos dan placer. Pero, para una sociedad, ¿cuál es el beneficio de mentirse a sí misma si el placer que se deriva de ello en última instancia es mínimo en comparación con el daño incurrido al medio ambiente y a la salud?

Ante las incoherencias del mundo de la cosmética, ¿no deberíamos mostrar un poco más de cordura? ¿Intentar discernir lo falso de lo verdadero? ¿Calmar nuestras aspiraciones ilusorias? ¿Poner orden en nuestros actos de consumo y en nuestras rutinas de belleza? Esto es lo que propone la *slow cosmétique.*

La *slow cosmétique* es una invitación a consumir la belleza de una manera diferente. Se trata de un movimiento llevado a cabo por los consumidores y por los grupos interesados en la belleza natural como respuesta a los excesos de la industria cosmética convencional.

Tal vez conozcas el movimiento Slow Food®. Nacido a principios de 1980, Slow Food® promueve una alimentación más saludable y más ecológica frente al auge de la industria de la comida rápida y la comida basura. Slow Food® reúne actualmente a miles de asociaciones locales que promueven los productos de la zona y la cocina respetuosa con los alimentos y el medio ambiente. La *slow cosmétique* nos invita también a mantener una relación diferente con la industria, y más concretamente con nuestros productos de belleza. Anima a consumir menos productos cosméticos y a optar por ingredientes de calidad que sean naturales y no tóxicos.

¿Te sorprende la gran cantidad de productos cosméticos que proliferan en los estantes de las tiendas? ¿Has sentido miedo cuando has oído hablar de la posible toxicidad de muchos de los ingredientes químicos de los cosméticos? Y cuando te aclaras el gel de ducha cada mañana,

¿has pensado alguna vez en el impacto medioambiental de este producto? Si has contestado que sí a estas preguntas, ya estás en el camino de la *slow cosmétique*...

¿Por qué otra forma de consumo?

A nivel mundial se calcula que el volumen de negocio procedente de la venta de cosméticos ¡es de 3.500 € por segundo! Decenas y decenas de miles de millones de euros al año. Las ventas de cosméticos no dejan de crecer anualmente. La crisis ha ralentizado claramente esta progresión, pero la industria de la belleza se mantiene en números positivos. El mercado es, en efecto, enorme, y los márgenes de beneficios muy atractivos. En este lucrativo negocio la participación de los cosméticos orgánicos y naturales es muy limitada. Estamos hablando de menos del 5% de cuota de mercado*. Cabe señalar que este segmento es el que tiene un crecimiento más rápido. Y debido a esto las conciencias se despiertan poco a poco y los consumidores quieren productos más naturales para su belleza.

Porque los cosméticos convencionales contaminan nuestras mentes

Los fabricantes de cosméticos están ahí para hacernos la vida más hermosa y más cómoda. Invierten colosales sumas de dinero para desarrollar productos cada vez más innovadores y eficaces. Pero esta carrera hacia la excelencia tiene un propósito específico: el beneficio. En nuestro mundo globalizado y ultraliberal la apuesta económica de la industria cosmética es, obviamente, enorme. Aunque es muy sano querer ganar dinero mediante el desarrollo de productos cosméticos, es lamentable constatar que a veces el *marketing* ha tenido prioridad sobre el sentido común.

---

* Según las fuentes de las consultoras de estudios Organic Monitor y Kline referidas a 2011.

Observa la publicidad que se hace para promocionar los cosméticos. Los mensajes son subliminales: más bella, más *glamour*, más joven, más rápido... La serie de superlativos da vértigo. Sin embargo, está claro que la mayoría de nuestros productos cosméticos nos aportan lo mismo: comodidad, higiene e hidratación superficial. Esta es también la definición legal del papel de los cosméticos.

Como tal, es normal que la publicidad se jacte a toda costa de los méritos de un producto. El problema aparece cuando nos fijamos en la composición de los cosméticos. ¡Decepción!

Las fórmulas convencionales están llenas de agua y de ingredientes sintéticos o químicos, generalmente inertes y, por tanto, inactivos. Y, lo que es peor, muchos ingredientes de los cosméticos son criticados ahora por su impacto negativo en la salud. El debate sobre los conservantes y los parabenos, que desde la década de 1990 no ha parado de crecer, no te debe ser ajeno. Aún más sorprendente es que los publicistas hagan pasar por verde y natural lo que no lo es. Es el famoso *greenwashing* o «ecoblanqueamiento». Las marcas de cosméticos están constantemente asociando imágenes de «natural» y de «ecológico» a sus productos. Sin embargo, el impacto ambiental de la industria de las formulaciones de cosméticos y de sus envases es claramente perjudicial para el planeta.

Porque la cosmética convencional contamina el planeta

Los cuartos de baño del mundo globalizado están llenos de productos diversos y variados. Existen productos cosméticos para todo. Para la cara y el cuerpo, por supuesto, pero también para los ojos, el cuello, los labios, las uñas o el cabello, desde la raíz hasta las puntas. Lo malo es que los países emergentes, que no habían tenido hasta ahora acceso a estos sofisticados artículos, se han convertido en los mayores consumidores de productos de belleza convencionales. El *marketing* y la publicidad han pasado por allí.

Resulta un ejercicio aterrador pensar en el número de geles de ducha y champús que se consumen cada día en todo el mundo y que son aclarados seguidamente para ir a contaminar las aguas residuales. Y lo mismo ocurre con la cantidad de maquillaje de base que se retira todos los días con toallitas o algodones, inmediatamente arrojados a la basura. En cuanto a la cantidad de envases generalmente innecesarios y no reciclables en circulación, es increíble. ¡Y eso no es todo! Además de que los envases de vidrio no se vuelven a rellenar, hay que pensar en el impacto ambiental de la producción de lo que contienen. ¡Los derivados petroquímicos y los ingredientes sintéticos no crecen en los árboles!

A título personal, podemos pensar en no tener que sentirnos culpables por el consumo de productos cosméticos. Pero a escala de la humanidad, ¡es evidente que la suma es excesiva para nuestro planeta!

Porque ha surgido lo orgánico

Desde hace muchos años, los cosméticos convencionales se han criticado tanto por la calidad de sus fórmulas como por el impacto ambiental de su fabricación. Así nacieron los sellos «orgánicos» que prohibían el uso de ingredientes potencialmente dañinos para la salud humana o el medio ambiente. Inicialmente, los sellos de los cosméticos orgánicos se diseñaron con el objetivo de promover el uso de ingredientes naturales procedentes de la agricultura orgánica. Más recientemente, se ha ampliado su alcance. Actualmente, estos sellos están promoviendo tanto el uso de ingredientes naturales como el uso de envases respetuosos con el medio ambiente. Son una garantía real para el consumidor consciente de su salud y de la ecología. ¿Son suficientes? Desafortunadamente, no.

En primer lugar, existe una gran cantidad de sellos orgánicos y no todos son equivalentes en términos de requisitos y de calidad. El hecho de que haya muchos sellos también induce a error al consumidor. Nadie sabe qué camino tomar.

Por otro lado, la lógica mercantil de la comercialización también ha entrado en el reino de los cosméticos etiquetados como orgánicos. De manera sorprendente, muchas marcas orgánicas certificadas también han adoptado técnicas de venta agresivas y engañosas. No ha cambiado nada en el modo de comunicación de la cosmética. El mensaje es siempre el mismo: «Tu piel necesita este nuevo producto, cómpralo. Este nuevo producto es mejor que el anterior, añádelo a tu colección». Y como somos crédulos, lo compramos. Multiplicamos las pruebas y nos gusta el cambio.

Ciertamente, los sellos de cosméticos naturales han revolucionado la industria de la belleza y su aceptación entre los consumidores ha ocasionado que les salgan imitadores. Desde el momento en que los fabricantes se han dado cuenta de que un sello ecológico en el paquete hacía que se vendiera, se han sumado a esta vía. En este sentido, los sellos orgánicos están cambiando la industria en la dirección correcta, ya que son la única garantía vigente de una cosmética más saludable. Gracias a los sellos las grandes marcas han empezado a pensar en su impacto ambiental y la calidad de sus fórmulas.

Hoy en día, la elección de los cosméticos orgánicos certificados es una opción decididamente ética que se debe fomentar. Pero la *slow cosmétique* va más allá, invitándonos a considerar cada compra: ¿el producto deseado responde realmente a una necesidad? ¿Cuál es el verdadero impacto que causa en el medio ambiente? ¿Y en mi piel?

Pero entonces, ¿qué debemos consumir?

La *slow cosmétique* concede gran importancia a los ingredientes naturales y mínimamente procesados para la belleza. Aboga por una vuelta a lo esencial: el uso de aceites vegetales, plantas aromáticas, minerales y alimentos para una belleza más responsable. La *slow cosmétique* propone también algunas rutinas de belleza para las que no se necesita ningún producto. La gimnasia facial es un buen ejemplo de ello.

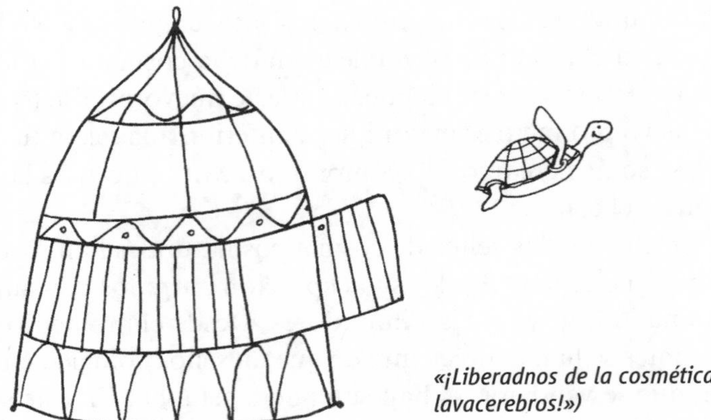

«¡Liberadnos de la cosmética lavacerebros!»)

Este libro te detallará en la segunda parte la amplia gama de ingredientes de la *slow cosmétique*. Verás que es posible adoptar algunas para cambiar la manera en que consumimos la belleza sin dejar de estar perfectamente limpios y radiantes de salud.

La actitud *slow* es una revolución suave... Este libro no te invitará a que no uses cremas, emulsiones o cosméticos nunca más, sino que te incitará a que verifiques que esos productos cumplen con los valores de *slow cosmétique*.

Unos cuantos productos orgánicos, buenos aceites vegetales, azúcar, arcilla, miel y mucho sentido común... ¡Ya tienes todos los ingredientes necesarios para la belleza *slow*! Así que, ¡libérate!

PARTE 1

COSMÉTICOS, ENTRE LA ATRACCIÓN Y LA DESCONFIANZA

Esta primera parte te va a revelar la verdad sobre lo que es tu piel, lo que realmente necesita para mantenerse saludable y sobre lo que en la actualidad aplicamos con la intención de beneficiarla.

En **el capítulo 1** trataremos de entender la piel como órgano y descubrir su funcionamiento. Identificar las necesidades básicas de la piel es importante para poder cuidarla de forma adecuada.

Para ello, veremos en el **capítulo 2** que los cosméticos no son siempre lo que creemos. Al estudiar las formulaciones cosméticas, es posible distinguir entre los productos potencialmente tóxicos, los que contaminan y los que realmente nos aportan valor añadido.

Concluiremos esta sección con una invitación a consumir belleza de una manera más comedida, más suave, pero sin pasar por alto la eficacia o el placer. El **capítulo 3** define qué es la *slow cosmétique* y te invita a adoptarla por el bien de tu piel y el del planeta.

Si ya estás convencido de que los cosméticos deben ser más ecológicos y más honestos, o si realmente quieres descubrir de inmediato en qué consiste un programa de slow cosmétique, *puedes comenzar por leer la segunda parte y consultar la primera parte cuando desees documentarte sobre algunos de los aspectos que se tratan. Esta primera parte es más teórica, pero leerla es un esfuerzo muy gratificante para conocer algunas verdades que el mundo de la cosmética no ha querido dar a conocer hasta ahora.*

Capítulo 1
La piel y sus necesidades

Entender mi piel

Para adoptar los hábitos de la belleza *slow* es importante entender la piel como un órgano. ¿De qué se compone? ¿Cómo evoluciona con el tiempo y cuáles son sus necesidades reales?

Mediante el estudio de su estructura se pueden definir fácilmente sus necesidades básicas. Descubriremos entonces que es bastante fácil responder a ellas mediante la adopción de algunos sencillos hábitos de belleza, siempre naturales y muy eficaces.

¿Qué es la piel?

La piel es un importante órgano del cuerpo humano. De hecho, sin piel no podríamos respirar. ¿Sabías que, desgraciadamente, los grandes quemados a menudo mueren por asfixia? La respiración es una de las principales funciones de la piel...

Además de la respiración, las funciones esenciales de la piel se pueden sintetizar en estos tres puntos:

1. **Protección**
2. **Transmisión de información**
3. **Eliminación**

1. Protección

La piel nos protege de las agresiones físicas y químicas externas. Su función principal es la de conformar una barrera impenetrable que se adapte al medio ambiente para mantener el funcionamiento adecuado del cuerpo.

La piel **amortigua los choques** que pueden dañar el cuerpo (golpes, rasguños, heridas...). Gracias a su elasticidad y a su estructura cohesionada, la piel se amolda a los órganos que están debajo de ella y actúa como una funda de protección.

La piel es también un **baluarte de protección** frente a la radiación ultravioleta (UV) que sería muy perjudicial si ella no estuviera allí. De hecho, los rayos UV pueden causar quemaduras severas e incluso modificaciones celulares nefastas e incluso mortales (oxidación, cáncer...). El bronceado es, fundamentalmente, un filtro natural que sirve para protegernos ante los rayos UV. Sin embargo, ¡no es suficiente!

¿Has notado cómo tu piel es completamente impermeable cuando el agua de la ducha corre por tu cuerpo? De la misma manera, ¿has visto con qué facilidad puedes limpiar la piel cuando está manchada de tierra, polvo o suciedad? La barrera cutánea tiene la misión de **no dejar pasar nada** a través de la piel. Esta función de barrera es la garantía de nuestra buena salud. De hecho, muchos agentes potencialmente patógenos (bacterias, microbios...) viven en la superficie de la piel y no causan ningún daño al cuerpo, ya que no penetran. Para asegurar esta función protectora, la piel está recubierta de una película de agua y grasa: es la «película hidrolipídica» generada por las secreciones de sudor y sebo cutáneo. Se deposita en la superficie de la piel y forma un «barniz» muy impermeable cuyo pH muy ácido hace imposible la vida de los cuerpos patógenos. La película hidrolipídica se extiende por la epidermis, formada por capas impermeables que limitan los intercambios con el exterior. El estrato córneo, que es la capa superficial de la epidermis, es una superposición de células muy densamente unidas entre sí por un cemento lipídico, y nada lo puede traspasar. Nada o poco, porque es obvio que algunos organismos pueden penetrar en la piel si esta se somete a ciertas condiciones, por ejemplo, mediante el aumento de su nivel de humedad o mediante la eliminación de su película protectora.

Queda claro, pues, que la piel es una barrera casi impenetrable que nos protege de las agresiones externas. Nada o casi nada puede realmente traspasar la piel. Por tanto, la mayoría de los ingredientes cosméticos tienen un impacto muy superficial sobre la misma. Esto debería hacernos pensar cuando nos enfrentamos a una posible compra de los productos milagrosos que se venden en los estantes de los comercios.

2. Transmisión de información

Algunos dermatólogos describen la piel como una extensión del cerebro. De hecho, el vínculo que hay entre la piel y el sistema nervioso es muy estrecho. Por otra parte, se estudia cada vez más para explicar por qué ciertas enfermedades de la piel evolucionan bajo la influencia del estrés. Las personas que sufren de eczema o de psoriasis saben que sus emociones están a menudo directamente relacionadas con el estado de su piel. Los nervios están involucrados en todos los estratos dérmicos. Es el caso del sistema nervioso autónomo, que está implicado en la regulación de la temperatura corporal. Lo vemos, por ejemplo, cuando se tiene la piel de gallina después de una emoción intensa. El objetivo es mantener una temperatura estable. Si fuera hace frío, por ejemplo, el cuerpo reaccionará con una contracción de los vasos sanguíneos para limitar la pérdida de calor.

Otros tipos de terminaciones nerviosas intervienen en el sentido del tacto, esencial para transmitir las informaciones de supervivencia al cerebro: el dolor o la quemazón generan una reacción defensiva. El tacto también es capaz de generar una sensación de placer que tiene consecuencias en la producción de hormonas... La gama de sensaciones es amplia. Es interesante observar que tocar y masajear la piel de forma placentera tiene un impacto positivo sobre ella. Los músculos se relajan, se estimula la microcirculación, se nutre la piel desde el interior y la tez se vuelve más radiante. Por tanto, el masaje es bueno para preservar la salud de la piel y es un gesto de belleza en sí mismo.

Actualmente sabemos que la piel es capaz de transmitir información a través de los neurotransmisores para que intervenga el sistema inmunológico en caso de agresión. Esta es una prueba más de la estrecha relación que existe entre las enfermedades de la piel y el estado emocional.

La salud de nuestra piel está íntimamente ligada a nuestro estado nervioso. En consecuencia, es comprensible que tocarse y masajearse, respirar y reír, relajarse y dormir sean los primeros pasos para una belleza más sana y más *slow*.

3. Eliminación

También se puede describir la piel como un órgano de drenaje. Por una parte, elimina los residuos innecesarios a través de la transpiración, que origina la evacuación del sudor. Y por otra, segrega diversas sustancias con el fin de mantener un buen estado de funcionamiento.

La transpiración permite regular la temperatura del cuerpo y también mantener el equilibrio de la piel. El pH ácido es un elemento importante para su salud, ya que permite a la piel defenderse de patógenos externos. El sudor es también rico en residuos celulares listos para ser eliminados.

La piel transpira, pero también segrega sebo cutáneo. Es una sustancia grasa que se extiende por la superficie de la piel para mantener su función de barrera y su impermeabilidad. Es una secreción que protege a nuestro organismo de los agentes externos, pero también de la oxidación, ya que constituye una primera línea de defensa contra los rayos ultravioleta.

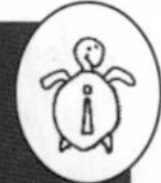

Para recordar

- La piel tiene gran número de funciones corporales esenciales: la protección física y química, el mantenimiento de la temperatura, la transmisión de información desde el exterior, la excreción de sebo cutáneo y de sudor y la eliminación de residuos.
- Estas funciones deben mantenerse de manera óptima y los cosméticos están ahí para conservarlas y no para deteriorarlas. Piensa en esto cuando compres un jabón, un desodorante o un maquillaje de base.
- La piel es un órgano «nervioso». Masajearla para relajarla, hacerla respirar y quererla tal como es son los primeros hábitos de belleza.

¿A qué se parece la piel?

La piel es una superposición de capas: la epidermis, la dermis y la hipodermis. Estas capas forman una envoltura flexible recubierta de pequeñas aberturas. Dichas aberturas son los folículos pilosos, a través de los cuales se expele el sebo cutáneo, y los poros, a través de los cuales se expele el sudor.

Dermis e hipodermis

La dermis y la hipodermis constituyen las capas más profundas de la piel. Es en este nivel donde tiene lugar la circulación sanguínea de la piel.

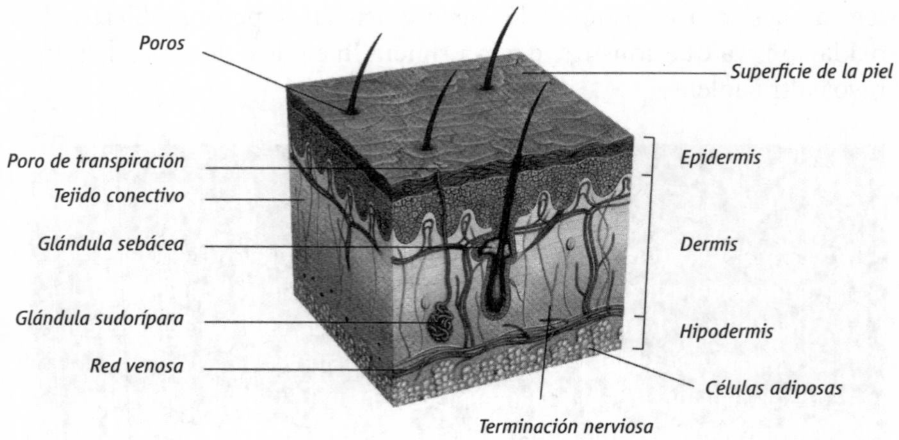

Es necesario entender que la piel se mantiene sana, joven y bella gracias sobre todo a una buena circulación sanguínea. La epidermis con la que estamos en contacto no está vascularizada, pero está colmada de nutrientes por difusión de la dermis. *Para tener una piel bella es más importante alimentarse bien, beber y oxigenarse que utilizar cosméticos.*

La hipodermis es una capa formada por células de grasa: los adipocitos.

La dermis es la capa más gruesa de la piel. También es la más importante, ya que determina la condición de la piel y su índice de hidratación. De hecho, la dermis es un tejido conectivo de tipo acuoso por donde fluye la sangre para proporcionar valiosos nutrientes. También se encuentran en la dermis las famosas proteínas de colágeno y de elastina, responsables de la buena resistencia y elasticidad de la piel. Podemos comparar la dermis con una sofisticada cama de agua. En este colchón resistente y elástico nos encontramos con los muelles (la elastina) y la lana (las fibras de colágeno). La calidad de este colchón es lo que determina el estado de firmeza de la piel.

Para recordar

- La dermis y la hipodermis son las capas más profundas de la piel.
- La dermis y la hipodermis están vascularizadas y, por tanto, son en gran medida responsables de la nutrición de la piel.
- Las sustancias acuosas de la dermis son la única fuente significativa de hidratación de la piel. Por tanto, es importante beber agua mineral y llevar una dieta saludable para tener una piel hermosa.

Epidermis

La epidermis es la capa más externa de la piel. Es una capa muy delgada cuyo espesor es de cerca de 100 µm, apenas algo más de una hoja. **La epidermis desempeña el papel de barrera de protección frente al exterior. La epidermis es donde aplicamos nuestros cosméticos.**

A menudo se compara el estrato córneo con una pared de ladrillos donde los corneocitos serían los ladrillos unidos por un cemento de tipo lipídico. En este cemento encontramos ácidos grasos poliinsaturados, ceramidas y colesterol. La calidad de este cemento es importante, porque es el que ayuda a retener el agua en las células córneas y, en general, a limitar la pérdida de agua transepidérmica que es constante. **De ahí la utilidad de aplicar sobre la piel cosméticos ricos en lípidos de calidad, tales como los aceites vegetales, por ejemplo.**

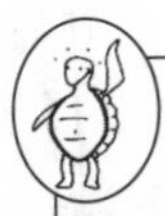

¡El agua de nuestro cuerpo se escapa!

De hecho, el agua que llega de la dermis se evapora constantemente. La piel seca es un ejemplo típico de una piel en la que la calidad del cemento intercelular es baja y, por tanto, pierde demasiada agua. Debemos saber que el estrato córneo contiene alrededor de un 13% de agua. Si la proporción de agua baja, aunque sea ligeramente, la piel se volverá seca y rugosa. La apariencia estética de la piel está, por tanto, fuertemente determinada por la calidad del estrato córneo. En la segunda parte de este libro veremos cómo *los aceites vegetales y las grasas en general son unos maravillosos aliados para hidratar la piel, mejorando indirectamente la calidad del cemento intercelular.*

Se llama *queratinización* al proceso que va desde el nacimiento de los queratinocitos en la base de la epidermis a la descamación natural. Es constante y tarda una media de 26 días en un adulto sano. Por tanto, nuestra piel se renueva, de promedio, cada mes.

La piel madura tiene un proceso de renovación más lento, que puede durar hasta 60 días. Esto explica por qué a menudo están más secas y faltas de brillo. Por el contrario, en el caso de la psoriasis, ¡el proceso completo solo dura 6 días! Ahora podemos entender mejor por qué las pieles psoriásicas están salpicadas de células tumefactas y rojas, y de escamas blancas muy antiestéticas.

¡Pelo y sudor por todas partes!

¿Has observado que la piel está salpicada de pequeños orificios, los llamados poros? Los poros se extienden desde la superficie de la piel hasta el corazón de la dermis. Por una parte, están **los folículos pilosebáceos** y por otra **los canales sudoríparos**.

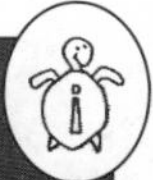

Para recordar

- La epidermis es la capa superficial de la piel que está en contacto con el exterior y protege la piel.
- La epidermis está formada por varias capas de células muy diferentes, las primeras muy vivas y ricas en agua y las posteriores más secas.
- En aproximadamente 26 días la piel sana se renueva completamente. Esta es la queratinización.
- El estrato córneo es la capa más externa de la epidermis. Se parece a una pared de ladrillos.
- El cemento del estrato córneo es de naturaleza lipídica. Si es de mala calidad (demasiado pobre en ácidos grasos), la piel se volverá seca e irritada o atópica.

Los folículos pilosebáceos contienen solo un pelo y están anexados a una glándula sebácea. Recubren todo el cuerpo excepto las palmas de las manos y de los pies. A veces pueden no contener un pelo (en la espalda, en los senos...) pero aun así siempre están allí. Estos folículos se extienden hasta el corazón de la dermis, donde son vascularizados. La conexión con la red venosa se realiza a nivel de la raíz del folículo. **Una vez más se entiende la importancia de la alimentación para la vida de la piel. La salud del cabello, de las uñas y del pelo (que son estructuras visibles sobre la piel llamadas faneras) está directamente relacionada con los nutrientes procedentes de la sangre.**

Las glándulas sebáceas adosadas a los folículos pilosos producen sebo cutáneo debido a la acción de las hormonas. El sebo cutáneo es una sustancia grasa que fluye a lo largo del folículo y sale a la superficie de la piel, justo sobre la epidermis. El sebo cutáneo se compone de ácidos grasos libres, glicéridos oleicos que le confieren fluidez, ceras y ésteres superiores, escualeno y colesterol. El sebo cutáneo es la fase oleosa de la película hidrolipídica (véase más adelante).

Cuando las glándulas sebáceas producen demasiado sebo cutáneo, se origina la llamada *hiperseborrea*. Es lo que ocurre sobre todo en los casos de acné. En este caso concreto el folículo pilosebáceo puede obstruirse y provocar la aparición de las espinillas. Podemos comprobar que la mayoría de los seres humanos tenemos una piel de tipo grasa o mixta, pero no todo el mundo sufre de acné. La piel mixta produce más sebo cutáneo en la zona media de la cara que en las mejillas y los laterales. La piel grasa se caracteriza a su vez por los poros de gran tamaño distribuidos por toda la cara y por una importante producción de sebo cutáneo en el conjunto del cuerpo. Ambos tipos de piel solo estarán afectados por las espinillas si se combinan varios factores: una sobreproducción de sebo cutáneo, la presencia de bacterias y una producción excesiva de queratina que obstruye los poros, seguida por la ruptura del folículo pilosebáceo y por la inflamación.

Los poros de los canales sudoríparos llegan hasta la glándula sudorípara que segrega el sudor. El sudor secretado en el pelo es de color amarillento y desprende un ligero olor, ya que es más graso y más rico en desechos celulares. Además, este sudor sirve para alimentar a los microorganismos presentes en la superficie de la piel. Esta es la razón por la que a veces nos puede molestar el olor de nuestras axilas.

Ciertamente, cada piel es única. Pero no te preocupes, porque todas las pieles tienen las mismas necesidades: limpieza, hidratación y protección. A través de la elección de los productos utilizados adaptamos sus cuidados al tipo de piel. Simplemente escogemos el que nos aporta mayor comodidad: las texturas frescas y ligeras para el cuidado de la piel con tendencia a la grasa, y los cuidados más ricos para las otras. Es tan simple como eso y cualquier debate sobre el tema es generalmente estéril.

No te preocupes demasiado por tu tipo de piel. Pregúntate solo estas tres cuestiones clave para su cuidado:

1. ¿Tengo la piel sensible o soporta *prácticamente cualquier tipo de estímulo?* Si es sensible, elige productos suaves y poco agresivos y opta por los cuidados protectores.

2. ¿Mi piel está cómoda y por tanto bien hidratada? Si está deshidratada, la sientes tensa y el cutis es mate. En ese caso debes ajustar tu dieta, beber más y nutrir la piel con ácidos grasos.
3. ¿Mi piel está enferma? En los casos comprobados de acné, eczema u otras dermatosis debes consultar con un especialista y optar por un tratamiento personalizado.

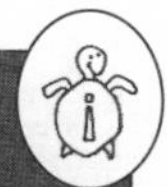

Para recordar

- La piel está salpicada de poros que excretan el sudor o el sebo cutáneo.
- El sebo cutáneo fluye a través de los folículos pilosebáceos que se encuentran en todo el cuerpo excepto en las palmas de las manos y de los pies. Se trata de una sustancia grasa.
- Las espinillas aparecen cuando un folículo pilosebáceo se obstruye y se inflama. Solo hablamos de acné en casos particulares.
- El sudor que fluye a través de los poros tiene un pH ligeramente ácido y es una sustancia acuosa.
- El sebo cutáneo y el sudor forman la película hidrolipídica que cubre y protege la piel. No es necesario que los cosméticos deterioren o desintegren esta película de forma permanente.
- El pH de la piel es ácido y debemos respetarlo. Por tanto, no son recomendables los detergentes (jabones, etc.) demasiado alcalinos.

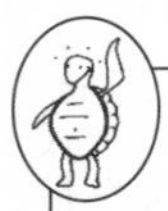

¿Qué tipo de piel tienes?

Conocer el tipo de piel en la práctica tiene mucha menos importancia de la que pensamos. La diferenciación por tipos de piel es también una de las principales armas de la «cosmética lavacerebros» descrita anteriormente, ya que hace que consumamos más.

La gran mayoría de los seres humanos tenemos pieles mixtas o grasas. La piel realmente seca es muy rara. Sin embargo, al analizar el tipo de piel se tienen en cuenta la sensibilidad y el índice de hidratación. De este modo podemos tener la piel grasa, pero que resulte áspera o irritada, porque esté deshidratada y sensible.

Tienes la piel grasa si los poros son visibles en todo el rostro, si al tacto la piel es aceitosa, si la piel es gruesa cuando se la pellizca y si es relativamente firme y elástica. También puedes verificarlo si la cara brilla rápidamente por la acción del sebo cutáneo después de haberla limpiado sin aplicar nada sobre la piel.

Tienes la piel seca si el grano de tu piel es fino, si es áspera al tacto, si se arruga como el papel de fumar cuando se la pellizca y si la sientes muy incómoda después del lavado.

¿Te reconoces algo en los dos perfiles descritos? Es normal; tienes la piel mixta como la mayoría de nosotros.

NECESIDADES PRIMARIAS DE LA PIEL

La piel necesita estar limpia

En la superficie de la piel encontramos multitud de microorganismos no dañinos para la salud. **La piel tiene de hecho su propia flora bacteriana, llamada flora saprofita.** No presenta ningún peligro para el cuerpo. Sin embargo, en caso de ruptura del equilibrio biológico entre los gérmenes y la piel o las mucosas, especialmente cuando están alteradas las defensas del individuo, estas bacterias pueden convertirse en patógenas. En resumen, no es necesario que la piel esté libre de bacterias, pero tampoco es necesario que haya muchas. Por tanto, la limpieza de la piel sirve sobre todo para regular esta hermosa armonía que existe entre nuestras bacterias y nosotros.

La piel también está sujeta a las agresiones externas y la contaminación. Solo hace falta pasarse un algodón por la cara después de un día de compras en la ciudad para darse cuenta de que el color grisáceo del algodón no se debe solo al sebo cutáneo. La limpieza es un paso esencial para librar a la piel de una serie de depósitos: polvo, micropartículas, suciedad y otros gérmenes. Esto, sobre todo concierne a las manos, pero la cara y el cuerpo también resultan afectados.

A veces la piel está maquillada o enmascarada para parecer más hermosa. Las mujeres se maquillan el rostro desde hace miles de años y el maquillaje se ha convertido hoy día en uno de los principales hábitos de belleza. Algunos hablan incluso de arte. **Ya sea justificado o no, bonito o no, el maquillaje se debe eliminar diariamente.** De hecho, los cosméticos y los productos de maquillaje cubren la piel y alteran su propia función de barrera. La buena noticia es que estos productos de belleza tienden a proteger la piel temporalmente. La base de maquillaje o los polvos faciales son en su mayoría escudos antiUV y anticontaminación. Desafortunadamente, esta capa artificial está casi siempre llena de química pesada, pigmentos sintéticos y materias plásticas que no tienen afinidad con la piel. Por tanto, debemos deshacernos de ellos después de cada aplicación.

La limpieza de la piel es crucial y debe definirse como el primer hábito de la rutina de belleza de cada uno. Debemos limpiarnos todo el cuerpo, centrándonos en las manos, la cara y el cabello, que son las partes del cuerpo más expuestas al medio ambiente.

A intervalos regulares, también podemos «borrar» la piel. Hemos visto anteriormente que la retirada y sustitución de las capas superficiales de la epidermis se produce de forma natural y de manera constante. Sin embargo, a veces podemos desear eliminar una cantidad mayor de células muertas para que salgan a la superficie de la piel las células más jóvenes y más ricas en agua. Esto le da a la piel un tacto suave y liso. Por otra parte, el roce continuo de ciertas zonas del cuerpo tiende a espesar el estrato córneo, por lo que luego estas partes pueden agrietarse y convertirse en muy dolorosas o poco atractivas. Es el caso de los talones, las plantas de los pies, los codos y, a veces, las manos. Los exfoliantes permiten reducir el espesor del estrato córneo superficial para darnos mayor comodidad y embellecer nuestra piel. Pueden utilizarse en la mayoría de las pieles a intervalos regulares, dependiendo del efecto deseado. Las pieles maduras, cuyo estrato córneo es más grueso, pueden usar exfoliantes con más frecuencia para mantener la piel más joven. Las pieles inflamadas o con acné, sin embargo, los deben evitar.

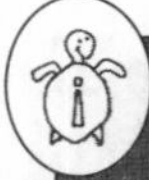

Para recordar

- Se debe limpiar la piel con regularidad para eliminar las impurezas y microorganismos no deseados.
- El maquillaje debe ser eliminado cuidadosamente cada vez que nos lo pongamos.
- Podemos «borrar» la piel con regularidad o exfoliarla en profundidad para mantenerla más joven o para reactivar su brillo.

La piel necesita estar hidratada

Hemos visto que **el contenido de agua de la piel es vital para su salud y belleza**. La dermis es una envoltura de agua y es el propio núcleo de la estructura de la piel. Es una fuente inagotable de agua siempre y cuando el individuo se alimente y se hidrate correctamente.

Lo que debemos entender es que **no podemos hidratar la piel mediante la aplicación de agua o elementos acuosos**. La piel es una barrera. No deja pasar agua ni cuerpos hidrófilos. Solamente los cuerpos grasos muy pequeños pueden realmente penetrar en la piel deslizándose a través del cemento intercelular de la epidermis. Hay que recordar la estructura de la pared de ladrillos que simboliza la epidermis. La calidad del cemento lipídico que hay entre los ladrillos es lo que determina el contenido de agua de las células epidérmicas. Si el cemento no es suficientemente rico en lípidos complejos, el agua contenida en las células se evaporará muy rápidamente.

El agua también se evapora de la piel de forma continua. Proveniente de la dermis, se evapora a través de la superficie, siendo retenida en parte en la epidermis gracias a las moléculas lipídicas. Esta pérdida de agua debe ser regulada. Si la piel no es suficientemente rica en cuerpos grasos, la pérdida será muy importante y la piel se secará mucho.

Sin duda, ya sabes que **lo que realmente hidrata la piel proviene del interior**. La calidad de nuestra alimentación juega aquí un papel clave. Debemos beber agua mineral, no nos cansaremos de repetirlo. Pero también es necesario consumir ácidos grasos complejos presentes en pescados grasos, aceites vegetales y algunas frutas o cereales para tener una piel suficientemente hidratada. A esta dieta también se deben añadir vitaminas y minerales, que tienen un impacto determinante sobre el estado de nuestra piel.

Una alimentación saludable podría ser suficiente si no estuviéramos expuestos a los agentes externos. Las numerosas interacciones de nuestra piel con el medio ambiente físico o químico hacen que en muchos casos la piel deba ser rehidratada. Es en parte por esta razón que durante milenios los humanos se han aplicado ungüentos en la piel. Sin embargo, cuando te aplicas un producto «hidratante» debes entender que solo se puede influir de ciertas maneras en la hidratación.

Un producto se denomina hidratante si permite retener el agua en los tejidos cutáneos. Por tanto, un apósito oclusivo plástico es un «hidratante». Evita que el agua se evapore, ya que cubre herméticamente la piel. Es muy similar a la manera en que funcionan la mayoría de las cremas hidratantes convencionales. Formuladas a base de parafinas o minerales, dejan una película sobre la piel. Esta película protege la piel del exterior, la suaviza y limita la pérdida de agua. Eso es bueno, pero es bastante básico y no aporta nada a la calidad del cemento epidérmico.

Los productos hidratantes más inteligentes son los que tienen la facultad de mejorar la calidad del cemento intercelular. Nos referimos a los productos cuyos ingredientes lipofílicos se mezclan con el cemento lípido para restablecer la impermeabilidad de la famosa pared de ladrillos descrita anteriormente. Los aceites vegetales, ricos en ácidos grasos complejos, son muy eficaces para esto.

Cuando aplicas una crema sobre la piel, lo que hidrata no es el agua que contiene, ¡sino **el aceite!** Más adelante veremos que la *slow cosmétique* recomienda encarecidamente el uso de aceites vegetales puros en la piel, entre otras razones porque son productos hidratantes muy buenos.

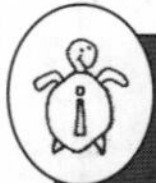

Para recordar

- La piel se hidrata desde el interior: Es esencial beber y alimentarse de manera saludable.
- El agua o los geles acuosos aplicados en la piel no penetran en la epidermis y por tanto no la hidratan.
- Lo que hidrata la piel son los cuerpos grasos de los cosméticos que reducen la inevitable pérdida de agua.
- Un aceite cosmético hidrata igual de bien, o mejor, que una crema.

A veces la piel necesita estar protegida

A lo largo de la vida nuestra piel está expuesta a agresiones externas y ataques físicos, químicos y medioambientales. Durante las diferentes estaciones del año será necesario garantizar que la piel esté protegida de estos ataques si son significativos, como en los períodos de mucho sol, fríos intensos o cuando se realizan actividades al aire libre, deportivas, etc.

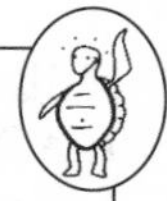

Hombre o mujer, ¿es diferente nuestra piel?

Sí, pero no hasta el punto de tener que utilizar productos diferentes. La piel del hombre es más gruesa y segrega más sebo cutáneo y más sudor. Por eso, existe la tendencia a decir que la piel de los hombres es más «grasa». Esto explica los productos específicos que se les ofrecen en las estanterías de cosmética, generalmente muy ligeros, fluidos y frescos. ¡El *marketing* ataca de nuevo!

Los hombres también tienen diferentes tipos de piel. Desde la piel seca a la piel grasa, todo es posible. Además, el afeitado diario provoca que su piel sea más sensible con el tiempo. Dicho esto los hombres pueden, por tanto, utilizar todos los productos cosméticos que se ofrecen siempre y cuando sean apropiados para el estado de su piel. Esta tiene las mismas necesidades que el resto de las pieles: limpieza, hidratación y protección. ¡Basta ya! Las recetas propuestas en la segunda parte de este libro les convienen también a ellos.

Protegerse de las agresiones físicas

Los golpes y los roces pueden dañar la piel. Un simple arañazo o una herida profunda alterarán toda la estructura cutánea. En estos casos la función de barrera de la piel ya no está garantizada. Para prevenir estos pequeños inconvenientes muchas personas utilizan normalmente una crema protectora de manos o incluso guantes para actividades de jardinería, para conducir o para realizar tareas domésticas.

Los rayos UV son también dañinos para la piel. Los rayos UVB son los rayos ultravioleta capaces de quemar la piel y provocar inflamaciones. Cuando se produce una quemadura severa de sol, todo el organismo sufre. Los UVA son todavía más peligrosos. Su radiación altera de forma imperceptible la calidad de las células de la piel, que pueden, en el peor de los casos, desarrollar un cáncer. Los rayos del sol son, por tanto, verdaderos enemigos de la salud de la piel si no se controlan. Es cierto que su aporte positivo es innegable, ya que, entre otras cosas, gracias a ellos nuestro cuerpo consigue sintetizar la vitamina D. Sin embargo, son muy agresivos, ya que la primera reacción de la piel es la de segregar melanina cuando queda expuesta al sol. La melanina pigmenta la epidermis que, de esta manera, se protege ligeramente contra las quemaduras. Con el tiempo, no obstante, la melanina desarrolla la mala costumbre de aglutinarse en determinados lugares más expuestos a la luz que otros. Por eso aparecen las famosas manchas pigmentarias o pecas en las manos, el cuello o la cara. Afortunadamente, la película hidrolipídica que recubre la epidermis es un precioso aliado de la melanina en el sentido de que cumple la función de ligero protector solar. Pero, por desgracia, no es suficiente.

Para paliar los riesgos de quemaduras, manchas o enfermedades los dermatólogos recomiendan especialmente la aplicación de filtros solares sobre la piel. Estos filtros pueden actuar como espejos que reflejan los rayos, o como sensores que los neutralizan. Son particularmente útiles en caso de exposición solar intensa en la playa, en la montaña o al tomar un baño de sol.

Protegerse de los ataques químicos

Hemos visto que la piel es un medio vivo, donde evolucionan las bacterias no patógenas. Sin embargo, si la función de barrera de la piel se debilita o si el pH se desequilibra, **pueden persistir ciertos organismos vivos más problemáticos**. Por eso, la limpieza es tan importante. En el mismo sentido, es útil proteger la piel de la posible presencia de cuerpos extraños indeseables (gérmenes o suciedad) cubriéndola con un producto protector cuando se realizan actividades susceptibles de contaminar la piel.

Del mismo modo cuando realizamos las tareas domésticas o cuando manipulamos productos activos, la piel puede irritarse debido a la acción de **los agentes químicos externos** que identifica como patógenos. Es el caso típico del eczema o de la alergia de contacto. ¿Quién no ha notado alguna vez que su piel se irrita cuando entra en contacto con detergentes fuertes, pinturas o ácidos? ¿O simplemente con un perfume sintético? Una vez más, es necesaria la protección. Los guantes serán una gran ayuda para las manos, pero el cuerpo entero puede estar expuesto también a este tipo de contactos inoportunos. Por tanto, son muy útiles los productos cosméticos de protección, como bálsamos labiales y ungüentos.

Protegerse de las agresiones medioambientales

Hemos visto que la radiación UV del sol es una agresión física para la piel. Lo mismo ocurre con **el viento muy fuerte,** que puede causar irritaciones, a lo que se suma la temperatura ambiente. Al igual que un termostato, la piel reacciona al medio exterior para mantener el nivel correcto de temperatura corporal. **En caso de frío extremo** los vasos sanguíneos de la piel se contraen. Al recibir menos irrigación sanguínea, la piel se debilita, pierde su brillo e incluso puede llegar a necrosarse en casos extremos. Este es el caso de los sabañones, bien conocidos por los montañeros. Los cosméticos más grasos ayudan a la piel a protegerse contra el frío, y previenen así este tipo de problemas. Este principio también se aplica a los labios, para los cuales se recomienda el uso de un bálsamo durante el invierno.

Por el contrario, **en caso de altas temperaturas** los vasos sanguíneos se dilatan para enfriar el cuerpo. Si la piel está expuesta a cambios bruscos de temperatura, en las personas más sensibles pueden aparecer enrojecimientos permanentes en la cara o incluso una forma de cuperosis. Una vez más, los cosméticos que cubren la piel pueden mitigar los efectos adversos de los cambios bruscos de temperatura. Por eso las pieles más sensibles agradecen la utilización de cremas más grasas y con más protección.

Por último, **la contaminación** deposita sobre nuestra piel un montón de partículas y residuos que impiden su respiración. Esto también constituye una forma de agresión.

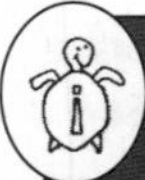

Para recordar

- Los cosméticos ayudan a la piel a protegerse de agresiones externas como los roces, la contaminación, la suciedad, los microbios, las radiaciones UV, el frío y el calor.
- En caso de una exposición prolongada al sol es esencial utilizar filtros solares para prevenir la aparición de quemaduras, alteraciones celulares (cáncer), manchas y arrugas.

Sentimos la necesidad de embellecer la piel

Hemos visto que la piel es un órgano vivo. Como todos los órganos, evoluciona con el paso del tiempo y puede padecer ciertas disfunciones: espinillas, cicatrices, manchas, arrugas, aspecto apagado, etc. Por desgracia, es imposible paliar todos los riesgos a los que se enfrenta la piel simplemente limpiándola, hidratándola y protegiéndola. Por esta razón, el maquillaje y el cuidado de la piel han sido prácticas adoptadas por nuestros antepasados desde hace miles de años. Aunque no se trate de una necesidad primaria de la piel, nuestra condición de animales sociales nos incita a pensar que mejorar su aspecto es esencial para nuestra existencia.

Para mantener una buena salud de la piel no es necesario aplicar desodorantes o cremas con color, pero estos productos actúan como camuflajes oportunos en la mayoría de los casos. Esta es también la función principal de los cosméticos que se venden en nuestras perfumerías: embellecer la piel y ocultar las imperfecciones. ¿Podríamos considerar esto superficial? En realidad, no, porque esta superficialidad está profundamente arraigada en nuestra cultura y realmente sería una lástima privarnos de estos productos tan reconfortantes.

En la introducción de este libro nos habíamos referido a los cosméticos como nuestros mayores enemigos. Sin embargo, cuando se utilizan como máscaras ceremoniales o armas de seducción son casi tan vitales como la alimentación. La *slow cosmétique* no se opone, por tanto, a la necesidad de maquillarse, de teñirse el cabello, de depilarse, de afeitarse o de perfumarse, sino que se limita a lo esencial, sin notas falsas, y nos invita a ser más naturales.

Para recordar

- La piel no necesita ningún perfume, maquillaje o tinte para estar sana.
- Sin embargo, los productos de belleza son esenciales para nuestro bienestar emocional y nuestra vida social, y por tanto, deben ser respetados.

Capítulo 2
Los cosméticos convencionales y sus peligros

Los cosméticos llamados «convencionales» son los que se encuentran más a menudo en nuestros estantes. Representan más del 80% de la cuota de mercado y esto atañe a todas las gamas, desde las más básicas hasta las más sofisticadas o de denominada alta cosmética. Los cosméticos ofrecen hoy en día una impresionante variedad de texturas, fórmulas y perfumes como resultado de más de cien años de investigación en cosmetología. En la actualidad estamos muy lejos de los simples ceratos utilizados en la antigüedad o de los primeros bálsamos hidratantes de la famosa marca de la caja azul. Los cosméticos convencionales hacen un uso intensivo de la química para desarrollar fórmulas cada vez más exitosas y complejas. Sorprendentemente, sin embargo, los cosméticos de última generación siempre persiguen el mismo objetivo: limpiar la piel o el cabello, hidratar y embellecer.

La legislación sobre cosméticos es tal que, en el mundo occidental, **ya no existen, hablando con propiedad, «productos malos»**. De hecho, cada fórmula debe ser validada por la autoridad competente antes de ser comercializada. Esta validación no solo pasa por pruebas bacteriológicas para medir la conservación del producto, sino también por pruebas de inocuidad toxicológica. Todos los toxicólogos te lo dirán:

los cosméticos que se introducen legalmente en el mercado, después de su autorización, son saludables. Al menos a corto plazo…

Pero, naturalmente, siempre existen excepciones a la regla y algunos productos cosméticos convencionales causan daños inmediatos en la salud de la piel. Esto se debe, en la mayoría de los casos, a la presencia en su fórmula de ingredientes irritantes, alérgenos o fotosensibilizantes. Estos «daños colaterales» son cada vez más numerosos y por eso el campo de la dermatología no ha conocido nunca tantas alergias de contacto y reacciones cutáneas como en la actualidad.

Los defensores de los cosméticos orgánicos, por otro lado, han esgrimido el argumento de que los ingredientes químicos son los principales responsables del patético estado de nuestra piel. También denuncian el uso de ingredientes sospechosos de ser cancerígenos (por ejemplo, los parabenos), perjudiciales para la fertilidad humana, irritantes, alergénicos o altamente contaminantes. ¡Y puede que tengan razón! Hasta la fecha, no se ha realizado ningún estudio a largo plazo para saber si los ingredientes de los cosméticos químicos pueden ser tóxicos para la salud cuando se utilizan a diario durante largos periodos de tiempo. Pero la duda está ahí. Y en caso de duda... el sabio se abstiene.

Por último, la cosmética convencional hace un amplio uso de la química de síntesis y de los derivados petroquímicos. Estos ingredientes cosméticos no biodegradables y con restos de carbono solo pueden tener un impacto negativo en el medio ambiente.

En este capítulo vamos a tratar de entender por qué las fórmulas de los cosméticos más comunes son a veces ineficaces, contaminantes o tóxicas a largo plazo. Para ello estudiaremos con lupa los principales ingredientes... ¡y aprenderemos a leer las etiquetas!

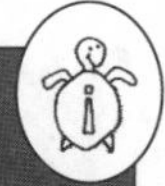

Para recordar

- Los cosméticos que hay en el mercado están estrictamente controlados por las autoridades sanitarias y económicas que comprueban su seguridad a corto plazo. No existen, por tanto, productos cosméticos «malos» en el mercado. Además, ¡son todos muy parecidos!
- Sin embargo, los cosméticos convencionales que utilizan la química para obtener fórmulas cada vez más eficientes contienen muchos ingredientes que son cuestionables debido al impacto que producen en la salud o en el medio ambiente.
- La cosmética orgánica nace para ofrecer una alternativa al consumidor que, ante la duda, desea evitar el uso de cualquier sustancia polémica para su cuidado personal.

ANÁLISIS DE LAS FÓRMULAS DE LOS COSMÉTICOS CONVENCIONALES

La mayoría de los cosméticos se formulan como una mayonesa: ¡agua, aceite y un emulsionante! Al igual que en la mayonesa, queremos mezclar cosas que habitualmente no se mezclan: un líquido hidrófilo (en la mayonesa, el vinagre) y un líquido lipófilo (el aceite). Para esto se utiliza un emulsionante (el huevo o la sal en la receta tradicional de la mayonesa). Los cosméticos convencionales utilizan para sus innumerables emulsiones ingredientes que son, en su mayoría, químicos y altamente procesados. La cosmética natural, por su parte, se compromete a no utilizar estos ingredientes y a favorecer el uso de elementos de origen vegetal o mineral.

Pero, ¿qué contienen todos los cosméticos?

Agua

La fase acuosa de un producto cosmético puede servir para «aligerar» su textura, hacerlo fluido o para transportar los activos hidrófilos de la fórmula, los cuales se mezclan en el agua. Para ello se utiliza agua, destilada o no, alcohol, agua floral o jugos de frutas o de plantas. Evidentemente, la elección de los ingredientes de la fase acuosa depende del nivel de calidad deseado: un agua floral es más cara que el agua del grifo.

Aceite

La fase oleosa contiene en sí misma cuerpos grasos que pueden estabilizar la fórmula y hacerla más hidratante u oclusiva para limitar la pérdida natural de agua de la piel. Dependiendo de la calidad del producto, encontraremos aceites minerales, derivados petroquímicos, aceites vegetales naturales o esterificados, alcoholes grasos o sustancias sintéticas. Aquí también hay que señalar que los aceites minerales son de menor calidad, pero menos costosos que los aceites vegetales naturales. Estos últimos son, evidentemente, mucho mejores para la piel, ya que su composición, rica en vitaminas y ácidos grasos complejos, es beneficiosa para el tejido cutáneo.

Emulsionantes

Los emulsionantes son necesarios para la mezcla de las dos fases. Hay muchos, y la mayoría son de origen químico, ecológico o no. A veces también se les conoce como «tensoactivos» ya que «ligan» el agua con el aceite o el aceite con el agua, según la fase más presente en la receta. La familia de los emulsionantes es numerosa y algunos de los ingredientes de este tipo pueden también desempeñar el papel de agentes humectantes o hidratantes. La cosmética convencional utiliza los tensoactivos químicos, conocidos por ser irritantes y poco ecológicos. La cosmética natural, por su parte, utiliza ceras vegetales, cera de abeja, derivados del coco, de la remolacha o del azúcar. ¡Juzga tú mismo!

¿Y los conservantes?

Si la fórmula cosmética contiene agua o cualquier fase acuosa, existe un riesgo de proliferación bacteriana que se debe evitar. De hecho, el producto debe ser capaz de resistir la prueba de tiempo y no estar contaminado por las bacterias presentes en el aire o en los dedos. De hecho, en la mayoría de los casos el usuario introduce sus manos en el producto todos los días.

La industria cosmética utiliza conservantes químicos o naturales para hacer frente a este riesgo bacteriano. El problema es que los conservantes son principalmente sustancias destinadas a «matar» las bacterias. Por tanto, no son sustancias inocuas si se eligen mal o si se dosifican incorrectamente. Existe un debate muy polémico acerca de la calidad de los conservantes presentes en las fórmulas cosméticas (véase «Los parabenos» página 62). Los conservantes son un mal necesario, tanto para la cosmética convencional como para la cosmética natural.

Aquí es donde surge el debate. La cosmética convencional utiliza conservantes criticables, pero la cosmética natural también. De hecho, el alcohol y los aceites esenciales que encontramos en las fórmulas naturales son considerados a veces como irritantes o alergénicos. Por tanto, hasta la fecha no hay establecida una única verdad acerca del tema. Solo sabemos que los conservantes químicos son sintéticos, y que la elección que debe hacerse es, por tanto, una cuestión ética.

Si la fórmula no contiene fase acuosa (un aceite de masaje, por ejemplo), no es necesario utilizar conservantes «biocidas», puesto que las bacterias no pueden vivir en ella. El único objetivo es entonces prevenir la oxidación de la fórmula. Para ello se le añade vitamina E a los aceites o se les trata para limitar su oxidación. El uso de productos cosméticos sin agua es una solución sencilla para evitar la exposición a los conservantes más agresivos.

¿Y los activos?

Los activos cosméticos son las estrellas de nuestras revistas. Son muchos, y cada mes sale una serie nueva. Algunos laboratorios gastan millones de euros en el desarrollo de un único activo que puedan patentar. Otros utilizan extractos de plantas exóticas o valiosas.

La eficacia de los activos cosméticos también es polémica, ya que solemos demostrar sus efectos presentando estudios, pero estos son poco significativos, porque a menudo se apoyan en resultados poco cuantificables dado que son mínimos o subjetivos.

Lo único cierto es que, en la mayoría de los productos, **los activos representan la menor parte de la fórmula cosmética**, apenas algún porcentaje pequeño. Esta es una de las realidades más vergonzosas del mundo de la cosmética actual.

¿Y los perfumes?

Salvo para confeccionar un agua de colonia o un perfume, la cantidad de aromas sintéticos o naturales que se utilizan para perfumar una fórmula es muy pequeña. Sin embargo, el perfume es necesario, porque enmascara los olores de los ingredientes sintéticos o químicos. Encontramos perfume («fragancia») en la gran mayoría de los productos convencionales y naturales. En esto también existe una polémica, porque la mayoría de los perfumes contienen moléculas descritas como alergizantes. La mayoría de estas moléculas están enumeradas explícitamente en la Directiva Europea sobre Cosméticos. Deben ser mencionados de manera precisa en el envase del producto.

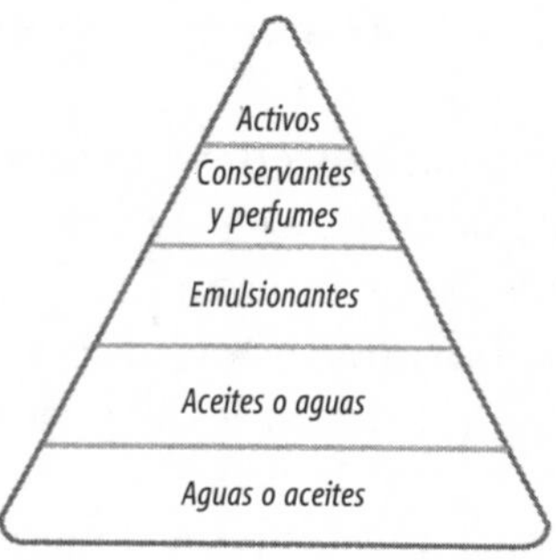

Pirámide de formulación cosmética

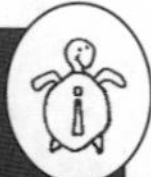

Para recordar

- Todos los cosméticos, naturales o no, están formulados bajos los mismos principios. Como una mayonesa, se trata de emulsionar una fase acuosa con una fase grasa. Con este fin se utilizan los emulsionantes.
- La diferencia entre los cosméticos convencionales y los naturales reside en la calidad de los ingredientes.
- Si la fórmula contiene agua, es necesario añadir conservantes. De lo contrario, solo es necesario prevenir su oxidación, y entonces los conservantes no son necesarios.
- El perfume utilizado en los cosméticos a menudo es sintético y puede ser alergénico.
- Hay muy pocos activos reales en la cosmética convencional. Además, su eficacia es cuestionable.

¿Qué contienen los cosméticos convencionales?

El objetivo de los cosméticos convencionales es, sobre todo, su venta. Contienen ingredientes que les dan una textura agradable, un perfume embriagador y, por supuesto, un ligero efecto cosmético. Todo ello en estricta conformidad con un presupuesto que es el garante de la rentabilidad y que depende del posicionamiento comercial del producto.

Así, una crema convencional contiene principalmente (desde el producto más presente al que lo está en menor cantidad):

- agua,
- aceite mineral y/o siliconas que texturizan la fórmula,
- emulsionantes para mezclar los elementos anteriores,
- activos «estrellas», que constituirán el elemento a destacar en la publicidad,
- conservantes,
- perfume sintético (o «fragancia»),
- en ocasiones, colorantes.

Esta lista es, evidentemente, una simplificación exagerada de la formulación cosmética, pero resume casi exactamente cuáles son los productos más comunes que se utilizan siempre. Obviamente, una leche limpiadora contiene más agua que una crema hidratante. Del mismo modo, una base de maquillaje o un acondicionador contienen casi siempre siliconas, mientras que una crema para el cuerpo puede prescindir de ellas. De todos modos, ya sea un suero antiarrugas de 180 € o una crema para las manos de 3 €, la estructura de la fórmula suele ser la misma: agua, materias inertes que depositan una película sobre la piel y un toque de activos y perfume.

Cualquiera que sea la fórmula de un producto, tenemos una manera segura de conocer sus ingredientes. Es la famosa lista INCI.

¡Pero debemos ser capaces de leerla y entenderla!

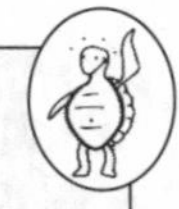

Unas palabras sobre la lista INCI

La legislación occidental exige a los fabricantes de cosméticos que en el envase de los productos de belleza aparezca la relación detallada de sus ingredientes. Esta se conoce como la lista «INCI»: *International Nomenclature of Cosmetic Ingredients*. Esta lista debe respetar varios principios:

- *Los ingredientes de la fórmula deben figurar en la etiqueta.* Se les menciona en latín o en inglés con el fin de facilitar la comprensión por parte de todos. En realidad, el latín no facilita mucho las cosas.
- *Los ingredientes deben ser enumerados en orden descendente.* Por tanto, si una lista INCI comienza por la palabra *Aqua*, el ingrediente más presente en la fórmula es el agua, cosa que ocurre muy a menudo.
- *Mencionar todos los ingredientes hasta el último,* pero cuando la dosis del ingrediente sea menos del 1% de la fórmula, se puede modificar el lugar que ocupa en la lista. De esta manera, si un extracto natural de lavanda (*Lavandula extract*) se dosifica al 0,03%, el fabricante lo colocará en la lista por delante de los infames conservantes de la fórmula, aunque estos se dosifiquen al 0,9%. ¡El *marketing* obliga!

La lista INCI debe colocarse de manera visible en el envase del producto, generalmente en la caja. Los fabricantes juegan al ratón y al gato e imprimen a menudo esta lista en letra muy pequeña en la parte inferior del envase. Sin duda tienen mucho miedo de que leamos la fórmula y descubramos lo que contiene realmente su producto. Prueba tú mismo a hacerlo en casa; es muy instructivo.

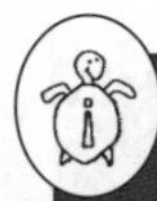

Para recordar

- En los países occidentales la lista de ingredientes de un producto cosmético debe aparecer obligatoriamente en la caja. Este índice se conoce como la lista INCI.
- No es fácil entender los detalles de esta lista, pero es la única manera de saber lo que contiene realmente un cosmético.
- Para vender puede ocurrir que encontremos en un lugar destacado de la lista INCI un ingrediente muy poco presente en el producto final (ingredientes por debajo del 1%).

IDENTIFICAR LOS INGREDIENTES TÓXICOS PARA LA PIEL O EL PLANETA

Actualmente, la cosmética convencional está bastante molesta porque se ve obligada a indicar los ingredientes en los envases. De hecho, la mayoría de los componentes que utiliza son sintéticos, provenientes principalmente de la petroquímica o de la química pesada. La mayor parte de estos ingredientes se describen como no tóxicos y, de hecho, no lo son a corto plazo, lo cual está científicamente probado y es una obligación legal sanitaria.

Sin embargo, no se nos indica su toxicidad a largo plazo. Y tampoco se nos dice nada sobre el impacto ambiental de su fabricación. Para ello hay que tener en cuenta que generalmente cada ingrediente es un producto en sí mismo. Para su fabricación, la industria química debe transformar la materia y esta transformación se realiza a veces mediante procesos perjudiciales para el medio ambiente.

Por último, a veces los ingredientes cosméticos convencionales simplemente están faltos de sentido común. De hecho, se gastan increíbles sumas de dinero en busca de activos capaces de reducir las arrugas, la oxidación o la deshidratación. Sin embargo, como hemos visto anteriormente, es relativamente fácil hidratar la piel alimentándose adecuadamente y cubriendo la piel para reducir la pérdida de agua. ¿Es necesario entonces utilizar tantos procedimientos químicos para lograr estos fines?

Veamos un poco más de cerca cuáles son los ingredientes cosméticos habituales, centrándonos en los más polémicos que se utilizan en las fórmulas

Los aceites minerales

Los *aceites minerales* son sustancias grasas inertes procedentes de minerales. Estos aceites se obtienen inicialmente por destilación de la hulla, del petróleo o de algunos tipos de rocas llamadas esquistos. Se utilizan mucho en la industria como lubricantes mecánicos o aceites para motor. También pueden aislarse a partir de los residuos que genera el proceso de refinado de la industria petroquímica. Sí, has leído bien, ¡son las mismas sustancias grasas que encontrarás en los cosméticos convencionales!

Por supuesto, para la formulación de cosméticos estas grasas se tratan para que sean estables, incoloras, inodoras y «adecuadas» para el consumo. Los ingredientes así obtenidos son muy conocidos por los cosmetólogos. Pensemos en la famosa parafina (*Paraffinum liquidum* o *Petrolatum*) que encontramos en las cremas más vendidas del mercado (Nivea, L'Óreal y otras...).

Los beneficios de estos ingredientes son numerosos para el fabricante: precio muy bajo, estabilidad en las fórmulas, inocuidad para la piel... También tienen un poder «oclusivo», lo que les permite formar una fina película sobre la piel y limitar la pérdida natural de agua. Son, por tanto, buenos hidratantes por medios indirectos.

Por desgracia, estos ingredientes también tienen muchas desventajas... Se derivan de la petroquímica y su equilibrio ecológico es desastroso. Terminan en el medio ambiente una vez enjuagados (se encuentran en los geles de ducha), y son contaminantes. Por último, no proporcionan ningún nutriente para la piel y simplemente se depositan sin interactuar con ella.

➢ ***Sus nombrecitos...***

Los nombres más comunes de los aceites minerales son: *paraffinum liquidum, petrolatum, cera microcristallina, mineral oil...*

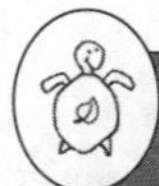

La opinión de la Slow cosmétique

Los aceites minerales no tienen ningún interés cosmético. Son materias inertes que contaminan y no aportan nada a la piel. Podemos evitar todos los productos que los contienen para hacer comprender a los fabricantes que la presencia de tales ingredientes no nos interesa.

Los alcoholes grasos y compañía

La industria cosmética también utiliza alcoholes grasos y disolventes que dan cuerpo a la fórmula. Se emulsionan bien y estabilizan el producto. A menudo se utilizan como emulsionantes o dispersantes. Se encuentran casi sistemáticamente en la lista de ingredientes.

Estos ingredientes químicos tienen casi exactamente las mismas características que los aceites minerales (véase más arriba). Ciertos alcoholes grasos y disolventes son también irritantes.

➢ ***Sus nombrecitos...***

Los nombres más comunes de los alcoholes grasos y de las sustancias relacionadas con ellos son: *methyl-propyl-* o *caprylyl-alcohol, hexadecanol, alcohol cetílico* o *alcohol estearílico, polipropilenglicol (PPG)...*

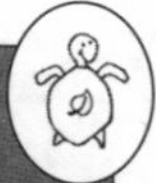

La opinión de la Slow cosmétique

Los alcoholes grasos y los disolventes relacionados con ellos no deberían estar incluidos en las fórmulas cosméticas. En el mejor de los casos no aportan nada a la piel y contaminan, y en el peor, son irritantes. Los evitaremos cuidadosamente.

Las siliconas

Las siliconas se utilizan para dar un buen «deslizamiento» a una crema o una base de maquillaje. Son compuestos inorgánicos obtenidos a partir del silicio y mezclados con oxígeno. En pocas palabras, se trata de sustancias «plásticas». Se encuentran en todas partes y en todas las formas, desde la más líquida (para los implantes mamarios o bajo la piel) a la más sólida (para los polímeros plásticos de los muebles, por ejemplo).

Las siliconas están muy presentes en la cosmética convencional (especialmente en el champú) y en el maquillaje, que las aprecia por la magia de su textura suave y flexible. Son fáciles de integrar en las fórmulas y muy estables. No dañan la piel en absoluto y son bien toleradas.

El problema con las siliconas es similar al causado por los aceites minerales: estas sustancias tienen un equilibrio ecológico muy negativo. Una vez vertidas al medio ambiente, la mayoría de las siliconas tardan ¡cientos de años en desintegrarse en la naturaleza! Irónicamente, encontramos siliconas sobre todo en champús y acondicionadores, que se enjuagan a fondo todos los días en los cuartos de baño.

Por otra parte, las siliconas no tienen ninguna propiedad realmente beneficiosa para la piel. Estas sustancias inertes simplemente dejan una película sobre la piel para corregir su apariencia o suavizarla.

➢ *Sus nombrecitos...*

Las siliconas son fácilmente reconocibles en las listas INCI, porque sus nombres terminan en *-one* o en *-ane*. Ejemplos: *dimethicone, cyclohexasiloxane...*

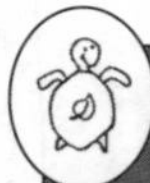

La opinión de la Slow cosmétique

Las siliconas constituyen un error para los seguidores de la *slow cosmétique*, que no entienden por qué se utilizan sustancias 100% sintéticas y contaminantes para hacer un producto «más agradable» en su aplicación. El consumidor debe acostumbrarse a texturas a veces menos untuosas.

Los polímeros

Muchos cosméticos convencionales, incluyendo el maquillaje, contienen polímeros. Estas sustancias plásticas no son siliconas, pero presentan las mismas características que estas en cuanto a cosmética. Proporcionan una textura «aterciopelada» a los productos. También pueden desempeñar el papel de agente emulsionante.

En esta familia de ingredientes sintéticos se encuentra el famoso «polietilenglicol» o PEG. Cabe señalar que él y sus compañeros no son realmente tóxicos para la piel, pero se obtienen a través de procesos químicos pesados que se sirven de gases tóxicos para los seres humanos y para el planeta. Lee la nota sobre los compuestos etoxilados en la página 60.

➢ ***Sus nombrecitos...***

Los polímeros se reconocen por sus nombres comunes, a menudo añadidos a otra palabra. Ejemplos: *cellulose, polypropylène, crosspolymer...* También se pueden identificar fácilmente aquellos que se registran en letras mayúsculas en la lista INCI: *PEG* —polietilenglicol— y *PPG* —propilenglicol—.

Los emulsionantes

También conocidos como tensioactivos, permiten realizar emulsiones de aceite y agua. Actúan como el huevo en la mayonesa, el cual,

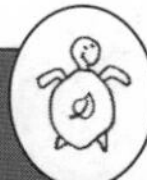

La opinión de la Slow cosmétique

Nadie debería tener que aplicarse sobre la piel sustancias plásticas elaboradas con procedimientos químicos contaminantes o tóxicos. Del mismo modo, ningún gel de ducha o champú que esté destinado a ser aclarado rápidamente debe incluir en su lista de ingredientes las letras PEG, PPG y sus derivados.

gracias a la lecitina que contiene, permite la mezcla de una sustancia acuosa con un cuerpo graso. Entre los emulsionantes convencionales están los ácidos grasos, los alcoholes grasos (véase más arriba), los hidrolizados de colágeno o proteína. El polietilenglicol (PEG) es también un emulsionante (véase en la página 58 «Los polímeros»).

En las formulaciones convencionales los emulsionantes son casi todos de origen sintético, mientras que en los cosméticos naturales y orgánicos provienen de azúcares o de ceras vegetales o animales.

Los conservantes

Alergénicos, cancerígenos, mutágenos…, se ha dicho de todo acerca de los conservantes. Son ingredientes que se denuncian en particular cuando se ataca a los cosméticos convencionales. Sin embargo, su presencia es esencial para la conservación de los productos de belleza que contienen agua y, por tanto, un riesgo bacteriológico.

Hay una larga lista de ingredientes que se pueden utilizar como conservantes. Los más utilizados en la cosmética convencional son el alcohol, los parabenos, el EDTA y los Quats.

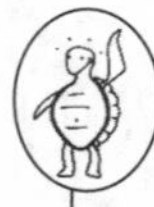

Unas palabras sobre los compuestos etoxilados

Muchos emulsionantes cosméticos son en realidad compuestos etoxilados. No son ingredientes malos para la piel, pero su proceso de fabricación plantea problemas. De hecho, la elaboración de tales ingredientes cosméticos implica el uso de un conocido gas tóxico y cancerígeno: el óxido de etileno. Los compuestos etoxilados son inofensivos una vez son purificados para uso cosmético, pero son muy poco biodegradables. Eso explica por qué estos ingredientes están prohibidos por los sellos orgánicos.

Estos son algunos nombres de compuestos etoxilados para identificar en la lista INCI: sodium laureth sulfate (SLES), polyethylene glicol (PEG), el sufijo «-eth» (Ceteareth, Myreth), el prefijo «hydroxyethyl-» (hydroxyethylcellulose) y el sufijo «-oxynol» (butoxynol, octoxynol, nonoxynol).

También hay que añadir a esta lista los polisorbatos, los quaterniums (Quats) y las polisiliconas (véase más arriba «Las siliconas»). Presta atención a la lista de ingredientes de tus geles de ducha: ¡sin duda los contienen!

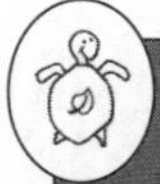

La opinión de la Slow cosmétique

La cosmética natural ha demostrado que no se tienen por qué utilizar necesariamente los emulsionantes químicos. Entonces, ¿a qué esperamos para quitarlos de nuestras fórmulas?

Los alcoholes

El alcohol utilizado como conservante presenta a la vez ventajas e inconvenientes. Desprestigiado a veces, se le acusa de resecar e irritar la piel. Entre los pocos conservantes autorizados para figurar en la lista de los sellos ecológicos más estrictos, el alcohol puede ser de origen natural, a diferencia de todos sus competidores. La cosmética convencional utiliza toda una gama de alcohol de calidades muy diferentes. Sin embargo, el reglamento exige a los fabricantes utilizar alcohol desnaturalizado para evitar que los fanáticos de las bebidas alcohólicas se beban su agua de colonia... En algunos casos la desnaturalización del alcohol se realiza con los ftalatos (unas sustancias químicas que se añaden a los plásticos para darles flexibilidad), pero el proceso de su fabricación nunca se menciona en la etiqueta. Por tanto, nos vemos obligados a confiar en el ingrediente «alcohol denat.», sin tener la certeza de si se han empleado ftalatos o no.

➢ ***Sus nombrecitos...***

Todos los alcoholes aparecen en la lista de ingredientes con la palabra *alcohol*, precedida o seguida de otra palabra. Es imposible enumerar aquí todos los ingredientes relacionados con el alcohol. Atención: los alcoholes grasos citados anteriormente se describen como tales, pero no se utilizan como conservantes (por ejemplo: cetylalcohol o stearyalcohol).

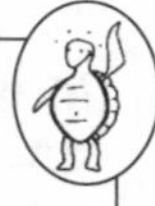

Unas palabras sobre el fenoxietanol

El fenoxietanol no es un alcohol propiamente dicho, pero es muy soluble en alcohol y se utiliza como conservante en muchos productos cosméticos convencionales. Este conservante de la familia de los éteres de glicol se emplea también a menudo como disolvente de otros conservantes, en particular de los parabenos. Esta sustancia aromática (contenida en su estado natural en la achicoria) es reconocida como un potente alérgeno. Su fuerte poder alergénico ha provocado que la normativa europea limite su dosificación a un 1%. En la lista INCI lo reconocemos por su nombre explícito: fenoxietanol, 2-fenoxietanol o fenoxitol.

Los parabenos

¡Estas son las sustancias «non gratas» de la cosmética actual! Existen muchos tipos de parabenos (o «parabenes»). Se utilizan como conservantes en la industria cosmética, pero también en la alimentación y en los medicamentos. Un *parabeno* es un compuesto químico de tipo éster, resultante de la condensación de un ácido con un alcohol. Estos ésteres tienen propiedades antibacterianas y antifúngicas, lo cual explica su frecuente uso como conservante. Los parabenos son, sin embargo, muy criticados, ya que se han encontrado pequeñas cantidades de ellos en células cancerosas.

En la década de 1990 nos sorprendió encontrar parabenos en las células cancerosas de pacientes con cáncer de mama. La polémica surgió después de que, en un estudio realizado por la doctora británica Philippa Darbre sobre veinte muestras de tumores cancerosos, se encontraran trazas de parabenos en dieciocho de ellos.

Desde la aparición de estas cuestiones, científicos de laboratorios privados y de universidades realizaron decenas de estudios. Los resultados son contradictorios y es imposible, a día de hoy, decir si los parabenos son sustancias que tienen influencia en el desarrollo del cáncer o no. Sin embargo, el mal ya está hecho: el gran público no los quiere. No obstante, todos los toxicólogos coinciden en que los parabenos son probablemente los conservantes más seguros que existen.

A principios de la década del 2000 los fabricantes comenzaron a reformular sus productos «sin parabenos». El 3 de mayo de 2011 la Asamblea Nacional Francesa votó, para sorpresa de todos, un proyecto de ley que prohíbe el uso de los parabenos. El texto es corto y solo incluye un artículo: «Queda prohibida la fabricación, importación, venta o suministro de productos que contengan ftalatos, parabenos o alquilfenoles». Todavía es demasiado pronto para saber si esta ley verá definitivamente la luz en la manera en que fue redactada y si sus efectos se manifestarán en un futuro próximo sobre numerosos cosméticos que ahora están cuestionados.

Los parabenos siguen siendo los conservantes más utilizados en el mundo de la cosmética convencional. Son imbatibles por su precio, su facilidad de uso y su capacidad para conservar las fórmulas. Dicho esto, el hecho de que podamos encontrar parabenos en el organismo indica que se metabolizan. Es una realidad que puede considerarse preocupante en sí misma, ya que se supone que los cosméticos no deben penetrar en la piel, si nos atenemos a su definición legal. También se encuentran muchos parabenos en la industria alimentaria…

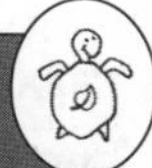

La opinión de la Slow cosmétique

Los defensores de la *slow cosmétique* evitan las fórmulas que contienen parabenos, aunque no creen que estos ingredientes sean los más perjudiciales del mundo de la cosmética. En caso de duda cada consumidor es libre de cuestionar y descartar los productos que contienen parabenos.

➢ ***Sus nombrecitos...***

Aunque los parabenos se esconden detrás de algunos otros nombres complicados, reconoceremos a la mayoría con facilidad gracias a su nombre explícito en la lista de ingredientes de los envases. En cosmética, encontramos con más frecuencia: *methylparaben*, *ethylparaben*, *propylparaben*, *butylparaben* e *isopropylparaben.*

El EDTA

El *EDTA* es, en su forma pura, un ácido (EDTA significa Ethylene Diamine TetraAcetate, o ácido acético). Posee propiedades antibacterianas y estabilizantes muy potentes pero, en términos absolutos, es un veneno. El EDTA se utiliza como conservante y antioxidante en la industria de la fotografía, del papel o de la alimentación. Su concentración se limita, evidentemente, en base a su nivel de toxicidad. Para colmo de males, es un ingrediente contaminante.

En la cosmética convencional es un conservante bastante común, pero cada vez más criticado. Los adeptos de la cosmética natural y de la *slow cosmétique* lo evitan.

➢ ***Sus nombrecitos...***

El EDTA se identifica fácilmente en la lista INCI: EDTA, Disodium EDTA, Trisodium EDTA, Calcium disodium EDTA.

Los liberadores de formaldehídos

El *formaldehído* es un conservante que ha sido sustituido en muchas fórmulas, ya que ha demostrado ser un fuerte alérgeno. Hoy en día se encuentra casi únicamente en el esmalte de uñas.

En Europa su uso también está limitado *de facto* por la legislación cosmética. De hecho, si la fórmula contiene formaldehído a más del 0,05%, el producto debe mencionar obligatoriamente su presencia. Como conservante, el formaldehído no puede estar presente en una cantidad superior al 0,2%, salvo en los productos de higiene bucal, donde la concentración autorizada es más baja aún, un 0,1%. Observemos que en los endurecedores de uñas su concentración está autorizada hasta el 5%.

El tema se complica cuando vemos que muchos ingredientes autorizados pueden, potencialmente, liberar formaldehído en la fórmula. Es el caso, por ejemplo, del Quaternium-15, un «Quat» bastante común (los «Quat» o «Quaternium» son igualmente conservantes químicos convencionales). Alérgeno e irritante reconocido, la dosificación del Quaternium-15 está limitada por la legislación europea.

➢ ***Sus nombrecitos...***

El formaldehído es un gas a temperatura ambiente, pero se utiliza en solución acuosa. Se le conoce bajo diversos nombres: Formol, Formicaldehyde, Methanal, Oxymethylene…

Busca los «Quat» liberadores de formaldehído en las listas de ingredientes INCI: Quaternium-15, Quaternium-18, Polyquaternium-10 (o cualquier otro número), DMDM Hydantoin, Chlorphenesin, Diazolidinyl urea, Methylisothiazolinone…

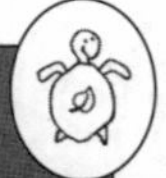

La opinión de la Slow cosmétique *sobre los conservantes*

Como leerás en la segunda parte de este libro, la *slow cosmétique* aboga a menudo por el uso de cosméticos que no contengan agua. Los aceites vegetales, las mantequillas vegetales y los bálsamos sin agua no necesitan conservantes para ser utilizados porque no contienen agua.

Con la misma mentalidad, la *slow cosmétique* evita el tedioso debate sobre los conservantes, invitándonos a preparar cosméticos al minuto. Como si se tratara de una receta de cocina, podemos prepararnos un cosmético y utilizarlo en las horas o días siguientes.

Cuando es absolutamente necesario utilizar un conservante (para una crema, un gel o una emulsión) los seguidores de la *slow cosmétique* confían en los requisitos de la cosmética orgánica certificada, que excluye la utilización de los conservantes más polémicos.

Los emulsionantes SLS

Los *SLS* (por «sodium laureth sulfate» o «sodium laryl sulfate») son los tensoactivos que encontramos en muchos geles de ducha y champús. Poseen a la vez poderes emulsionantes, detergentes y espumantes.

Como todos los compuestos aniónicos (cargados negativamente), son agresivos y resecan la piel. Sin embargo, la cosmética convencional los utiliza siempre, ya que son muy agradables al uso. En la cosmética natural u orgánica encontraremos otros tensoactivos mejor tolerados por la piel derivados del azúcar, la remolacha o la nuez de coco.

➢ ***Sus nombrecitos...***

Identifica los geles de ducha y champús que contienen los SLS en su fórmula INCI:

El sodium laureth sulfate está presente en casi todos, pero el sodium lauryl sulfate ha sido progresivamente reemplazado ya que realmente era muy irritante...

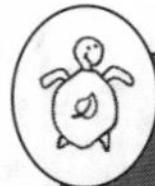

La opinión de la Slow cosmétique

¡Se acabaron las excusas para los consumidores! Existen suficientes detergentes ecológicos sin SLS en las tiendas naturales y en internet para cambiar nuestra forma de consumo de los geles de ducha, champús y jabones líquidos.

Las sales de aluminio

Las sales de aluminio se utilizan como agentes antitranspirantes en ciertos desodorantes. Son conocidas por ser ligeramente irritantes. Sin embargo, las que están autorizadas en las fórmulas cosméticas no son tóxicas en dosis normales. No obstante, hay un debate sobre su capacidad de penetrar en el organismo y causar daños cuando se combinan con otros ingredientes. La polémica se centra también en el tamaño de las partículas, que a veces es muy pequeño y, por tanto, puede favorecer su penetración. Por último, recientes estudios han demostrado que el aluminio y sus sales tienen un impacto sobre el sistema nervioso y endocrino de los animales cuando están expuestos a él a largo plazo. Incluso la rigurosa Afssaps (agencia francesa que controla la conformidad de los cosméticos) ha destacado el potencial peligroso del aluminio en los cosméticos e insta a usarlo con mesura.*

➢ ***Sus nombrecitos...***

En caso de duda, podemos comprobar simplemente si la lista INCI contiene la palabra «aluminium» en cualquiera de sus formas.

---

* Informe de evaluación Afssaps, octubre 2011: «Evaluación de riesgo relacionada con el uso del aluminium en los productos cosméticos».

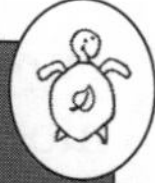

La opinión de la Slow cosmétique

Aluminio, ¿por qué no?, pero muy poco o en su forma natural en la piedra de alumbre.

No es necesario usar desodorante, sobre todo si consideramos que es un hábito cosmético muy polémico para nuestra salud. Para oler bien o no oler a nada durante el día, hay docenas de recetas *slow* (véase el capítulo 7). ¡Piénsatelo!

Los perfumes

La cosmética convencional utiliza con mucha frecuencia perfumes de síntesis para aromatizar el producto de belleza e incitar a su compra. Las fragancias *gourmand* y afrutadas están muy de moda desde hace algunos años. Estos perfumes son el resultado de un trabajo muy minucioso en laboratorio y su fórmula no se desvela jamás. Este es el factor que determina su precio, generalmente elevado, y su valoración como artículo muy apreciado.

El perfume de un producto es un elemento esencial en su formulación, ya que es lo que inspira al consumidor a comprarlo. ¿Te has dado cuenta de que instintivamente nos llevamos a la nariz cualquier producto cosmético nuevo? ¡Eso lo dice todo sobre la importancia de su olor!

Sin embargo, los perfumes sintéticos son criticados cada vez más, ya que parece ser que a menudo son la causa de reacciones alérgicas. La razón esgrimida por los defensores de la cosmética natural es que las moléculas aromáticas de síntesis que contienen son más alergénicas que las mismas moléculas aromáticas naturales. Por ejemplo, las pruebas centradas en el linalol, una molécula contenida en muchas plantas aromáticas (lavanda, etc.), han demostrado que es un alérgeno, pero este alérgeno se testó como molécula aislada, tal como se encuentra en las composiciones de perfumes sintéticos. Pero en estado natural, en los aceites esenciales, por ejemplo, esta molécula no está nunca aislada, sino que va íntimamente ligada a la presencia de otras moléculas aromáticas. El aceite esencial de lavanda real, por ejemplo, contiene realmente gran cantidad, lo que no impide que sea considerado uno de los aceites esenciales mejor tolerados. Sin embargo, todo esto es discutible, **ya que tanto los cosméticos naturales como los convencionales pueden causar alergias**.

➢ ***Sus nombrecitos...***

Si identificas en una lista INCI la palabra «fragancia» o «perfume», el producto contiene un perfume sintético. Muy pocas veces el perfume de un producto se puede obtener a partir de esencias naturales y, en ese caso, solo verás escritos los nombres botánicos de las plantas aromáticas.

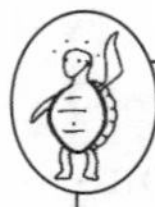

Unas palabras sobre la lista oficial de alérgenos

La legislación europea relativa a los cosméticos enumera las fragancias consideradas como alérgenos. Si estas moléculas están presentes en una fórmula, por ejemplo en un perfume o en un aceite esencial, deben figurar explícitamente en la lista INCI del envase. Así, a menudo encontramos al final de la lista los nombres de alérgenos que no son ingredientes propiamente dichos, sino que están contenidos en muchos ingredientes.

Esta es la lista de fragancias alergénicas cuya presencia se debe indicar en el envase de los productos cosméticos en Europa y las cuales debes evitar si eres alérgico a alguna de ellas:

Alpha-isometil Ionone, Amyl Cinnamal, Amylcinnamyl Alcohol, Anise o *Anisyl Alcohol, Benzyl Alcohol, Benzyl benzoate, Benzyl Cinnamate, Benzyl Salicylate, Butylphenyl Metylpropional, Cinnamal, Cinnamyl Alcohol, Citral, Citronellol, Coumarin, Eugenol, Farnesol, Geraniol, Hexyl Cinnamal, Hydroxycitronellal, Hydroxyisohexyl 3-Cyclohexene Carboxaldehyde, Isoeugenol, Limonene, Linalool* o *Linalol, Methyl 2-Octynoate, Evernia prunastri, Evernia furfuracea.*

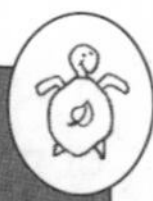

La opinión de la Slow cosmétique

Las fórmulas cosméticas están casi todas perfumadas. Si lo están de manera sintética, tenemos que ser conscientes y tratar de encontrar sustitutos con los aceites esenciales, las aguas florales o los extractos aromáticos de frutas o flores. Bien elegidos y correctamente dosificados, los aceites esenciales no son peligrosos y no causan más alergias que cualquier otro perfume sintético.

Los colorantes

La cosmética convencional emplea los colorantes para dar un aspecto atractivo al producto cosmético o para hacer esmaltes, tintes o productos de maquillaje. Todo el mundo sabe que los tintes para el pelo se encuentran entre los productos más agresivos y alergénicos para la piel. Son los que contienen la mayor cantidad de sustancias colorantes.

La mayoría de los colorantes son inofensivos para la salud, pero algunos han sido estigmatizados. Existe toda una gama de colorantes químicos que intervienen en los casos de alergias comprobadas, y se sospecha que muchos son cancerígenos o juegan un papel nefasto en el sistema reproductivo humano. Esta es probablemente la razón por la que la directiva europea sobre cosméticos ha compilado una lista detallada de los colorantes permitidos. En esta lista se incluyen cuatro categorías, clasificadas en columnas. Los colorantes de las columnas 3 y 4 son los más criticados. Solo se permiten en productos que no entren en contacto con las mucosas o en productos destinados a ser aclarados rápidamente. Esto limita el riesgo de alergia, pero no lo excluye.

La industria cosmética también utiliza colorantes naturales. Estos pigmentos son de origen vegetal (remolacha, azul de Prusia) o mineral (caolín, mica, titanio...). Pero algunos de origen animal también reciben muchas críticas por parte de los ecologistas. De esta manera el rojo carmín CI 75470 proviene de la hembra de la cochinilla (un pequeño insecto que vive sobre ciertas plantas) que se debe matar para extraer el pigmento rojo presente en muchas barras de labios.

➢ ***Sus nombrecitos...***

Es muy difícil reconocer en la lista de ingredientes los colorantes potencialmente peligrosos para la salud. De hecho, todos los colorantes se escriben de la misma forma en la lista INCI: CI seguido de un número de cinco cifras (por ejemplo: CI 12120 para un rojo de la columna 4).

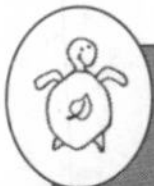

La opinión de la Slow cosmétique

Los colorantes son los ingredientes más «aceptables» de la cosmética convencional. Aportan un toque de placer y estética a la cosmética que pocos ingredientes naturales pueden realmente sustituir. Sin embargo, no se debe abusar ni potenciar el uso de los colorantes naturales que sean de origen animal.

Los activos cosméticos

La cosmética convencional hace un uso muy escaso de los activos cosméticos. Sin embargo, estos activos son los que se destacan cuando se trata de vender el producto a la hora de hacer la publicidad. Los productos cosméticos clásicos los contienen en sus fórmulas pero, a menudo, apenas en un 1%.

Los laboratorios cosméticos utilizan numerosos activos y cada temporada salen otros nuevos. Todos los anuncios publicitarios promocionan los efectos de los «liposomas activos» o de los «ácidos de la fruta» sobre las arrugas o el rostro. Estos activos se presentan con frecuencia como raros y preciosos ya que son el resultado de años de investigación en el laboratorio. Algunas marcas líderes del mercado los convierten en su caballo de batalla (se dice que L'Óreal registra alrededor de 500 patentes al año para inmortalizar sus activos cosméticos y otros hallazgos).

Conviene distinguir los activos cosméticos naturales de los activos sintéticos o patentados.

- **Los activos cosméticos naturales** son extractos de plantas en forma de aceite, de polvo o de cocción. Pensemos en el aceite de argán, en la manzanilla, en la lavanda o en la granada, que están muy de moda en los últimos años. Estos activos clásicos o naturales generalmente son caros y raros. Algunas plantas solo crecen en un lugar concreto, o a veces las cosechas son pequeñas. Paradójicamente, lo que la industria convencional considera un activo cosmético es, de hecho, la base de la cosmética natural, que utiliza aguas florales y aceites vegetales como los principales ingredientes de sus fórmulas.
- **Los activos sintéticos o patentados** son moléculas nuevas que pueden ser 100% sintéticas o más naturales, derivadas de la biotecnología. Estos activos con mucha frecuencia están elaborados a partir de extractos vegetales, pero desarrollados en laboratorios. Son complejos y el coste de su elaboración es enorme. De hecho, se debe demostrar la eficacia de estos activos para comercializarlos. Estas pruebas se obtienen gracias a tests *in vitro* realizados sobre células cutáneas, a veces sintéticas. Se calcula así el efecto de un activo o de una fórmula sobre la profundidad de una arruga o la coloración de una mancha pigmentaria. El objetivo es obtener un resultado positivo cuantificable. El problema es que estos estudios normalmente son insignificantes en términos de resultados visibles a simple vista. La mayoría de los resultados obtenidos de test *in vitro* se miden en nanómetros.

No obstante, algunas pruebas de cosméticos se llevan a cabo *in vivo* en voluntarios humanos. En ese caso, los resultados son más comprensibles, pero a menudo muy subjetivos. «El 94% de los voluntarios encontraron su piel más suave y más hidratada después de usar el producto». Sí, pero, ¿qué significa realmente en el plano físico? ¿Cuántas personas asistieron? Y, ¿es realmente necesario el uso de un costoso activo sintético para «sentir» que nuestra piel está más suave y mejor hidratada que antes? ¿Qué ventaja tiene respecto un buen aceite vegetal?

Mira los anuncios que hay en las revistas y trata de encontrar el asterisco que describe la metodología utilizada por el laboratorio para obtener el resultado que se destaca. Te sorprenderás con la cantidad de personas que participaron en el estudio (a lo sumo algunas decenas) y la subjetividad de los parámetros de la prueba (piel más suave, más lisa al tacto, rostro más luminoso...).

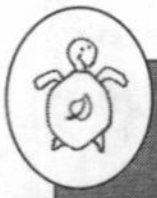

La opinión de la Slow cosmétique

¡No nos lo creemos en absoluto! Es mejor aplicar sobre la cara un aceite de rosa mosqueta, 100% activo y relleno de vitaminas y ácidos grasos esenciales, que una crema inerte que contendrá apenas el 1% de los activos más caros descubiertos quién sabe dónde y probados in vitro o incluso *in vivo*.

¿Los estudios clínicos demuestran alguna eficacia? Sí, pero, ¿en qué es significativa a simple vista?, y, ¿responde realmente a una necesidad primaria de la piel? ¡Qué hartazgo de la cosmética *lavacerebros!*

10 preguntas clave que debes hacerte cuando vayas a comprar

Este es un recordatorio que te ayudará a evitar los cosméticos más dudosos para la salud o el medio ambiente. A continuación, encontrarás una breve lista de preguntas que debes hacerte cuando estés frente a un producto que no lleve el sello orgánico.

Hemos utilizado deliberadamente el ejemplo de un producto de la marca «¡Puaj!», que no podría existir, salvo que concentrara todos los peores ingredientes de la cosmética convencional.

¡Allá vamos!

Tienes el producto en la mano y lees algo así como: *«Crema fundente antiarrugas de precioso argán».*

El bote de 50 ml cuesta 89 €. La lista INCI está impresa en la parte posterior o en los laterales:

INGREDIENTES: Aqua, Ethylhexyl Methoxycinnamate, Propyl. Alcohol, Butylene Glycol, Alcohol denat., Methylpropanediol, Dimethicone, Cyclopentasiloxane, Acrylamide/ Sodium Acryloyldimethyltaurate Copolymer, Paraffinum liquidum (MineralOil), Petrolatum, Argania spinosa, Polyethylene, PEG-2 stearate, Tetrasodium EDTA, BHT, Phenoxyethanol, Methylparaben, CI_19140, Parfume/Fragrance.

Hazte las siguientes preguntas:

1. ¿El producto se presenta con un reclamo de algo natural para llamar la atención?

¡Sí! El argán (*Argania spinosa*) está destacado, a pesar de que su posición en la lista de la fórmula nos indica que su dosificación probablemente sea menor del 1%. Comprueba el lugar que ocupan las plantas en la fórmula (aparecen con sus nombres latinos). Deben aparecer entre los cuatro o cinco primeros ingredientes. Desconfía siempre cuando un activo vegetal esté muy destacado en el envase en detrimento del resto.

2. ¿El producto contiene un ingrediente cuestionable que no tiene nada que ver con la principal función del producto?

¡Sí! En este caso, ¡un protector solar en una crema anti-envejecimiento! *Etylhexyl Methoxycinnamate:* muy poco biodegradable y polémico para la salud. Encontramos este tipo de protectores UV en un lugar destacado en muchas de las cremas antienvejecimiento. Desconfía en este caso de las palabras «etylhexyl-no sé qué más».

3. ¿El producto contiene alcoholes grasos y/o disolventes?

¡Sí! *Propyl. Alcohol, Butylene Glycol, Alcohol denat., Methylpropanediol:* los alcoholes grasos y las sustancias sintéticas, inertes y a veces irritantes, proporcionan una buena consistencia a la crema. Es imposible mencionarlos todos, pero contienen la palabra «alcohol» o terminan en *-ol.* Atención, tampoco hay que evitar todos los alcoholes.

→

4. ¿El producto contiene siliconas?

¡Sí! *Dimethicone, Cyclopentasiloxane:* puramente sintéticas y no biodegradables en absoluto. No son malas para la piel, pero nefastas para el planeta. Desconfía de las palabras que acaban en -ane y -one.

5. ¿El producto contiene aceites minerales?

¡Sí! *Paraffinum liquidum (MineralOil), Petrolatum:* ¡Dallas y su despiadado universo! La impresionante petroquímica pesada no añade nada a esta crema, excepto volumen. En cuanto a la piel, los aceites minerales la recubren de una película irrespirable. Rastrea las palabras «petrolatum», «paraffinum» o «cera microcristallina».

6. ¿El producto contiene etoxilados, plástico o sustancias irritantes?

¡Sí! *Acrylamide / Sodium Acryloyldimethyltaurate Copolymer, Polyethylene, PEG-2 stearate, Tetrasodium EDTA, BHT, Phenoxyethanol:* en la jungla de conservantes y aditivos químicos es difícil identificar a los gamberros. La forma más fácil es evitar las letras PEG, PPG, EDTA y BHT.

7. ¿El producto contiene un perfume sintético?

¡Sí! *Perfum/Fragance:* estas palabras significan siempre un perfume sintético. ¡Es una lástima cuando sabemos que existen cientos de aromas naturales!

8. ¿El producto contiene colorantes?

¡Sí! *CI 19140:* por desgracia, es imposible distinguir de manera sencilla un colorante químico de un colorante natural si se designa por CI + número. Podemos arriesgarnos o evitar todos los CI + número no identificados.

9. ¿El producto contiene parabenos?

¡Sí! *Methylparaben:* los parabenos son las sustancias «non gratas» porque se consideran conservantes potencialmente tóxicos. En cualquier caso, son químicos siempre. ¡Júzgalo tú mismo! Desconfía de las palabras que contienen «paraben».

10. ¿El precio del producto no es excesivo en relación con la fórmula?

¡Sí! Pagar 89 € por 50 ml de agua y productos químicos e ingredientes inertes ¡es excesivo! Incluso con los orgánicos o naturales, convéncete de que un producto cosmético de 50 ml nunca debería razonablemente de exceder los 60 € PVP. Más allá de eso, ¡es puramente *marketing*!

¿Has contestado SÍ a más de 3 preguntas? ¡Ese producto no es *slow* en absoluto! Déjalo en el estante de la tienda de inmediato. No temas, seguro que no muy lejos hay un producto similar de calidad más ecológica y menos tóxico. ¡El planeta *slow* te lo agradecerá ☺

Reconocer los cosméticos naturales y «orgánicos»

En la tienda no es fácil distinguir los cosméticos verdaderamente naturales de los cosméticos convencionales. De hecho, todos los productos de belleza vienen en envases con nombres sugerentes: «vegetal», «con extractos de plantas», «puro» o «biológico» son términos que hacen germinar en nosotros un sentimiento de confianza. A menudo el fabricante destaca un ingrediente natural para potenciar la venta. Está claro que un champú «a la camomila» es más atractivo que un gel de ducha «a los derivados del petróleo». Pero, por desgracia, el envase no significa nada y debemos estar alerta para asegurarnos de que consumimos algo natural.

Hay dos opciones disponibles para comprobar si un producto cosmético es natural. Una primera opción es divertirse descifrando las listas de ingredientes INCI. Esto requiere un poco de inglés básico y de latín... ¡y haber leído la parte de este libro dedicada a los ingredientes! La segunda opción es confiar en los sellos orgánicos que están reconocidas por la industria y las autoridades.

Aprender a diferenciar los tres tipos de cosméticos

En realidad, en el mercado existen tres categorías de cosméticos: los productos convencionales, los productos naturales y los productos orgánicos certificados.

1. **Los cosméticos convencionales** son productos que contienen en su fórmula productos químicos que pueden ser criticados por su potencial toxicidad y su impacto ambiental. ¡Más del 80% de nuestros cosméticos están en esta categoría! Como vimos anteriormente, estos productos solo contienen unos cuantos agentes activos y en su mayoría son inertes. Su interés para la piel es escaso y no son en absoluto respetuosos con el medio ambiente. Atención: estos cosméticos, sin em-

bargo, pueden presentarse ante nosotros como algo natural, o incluso mencionar lo que no contienen. Por ejemplo, un producto que se anuncia como «sin parabenos» se clasificará, a pesar de todo, en esta categoría si contiene productos petroquímicos o siliconas. Por tanto, debemos leer la lista de ingredientes para poder juzgar.

2. **Los cosméticos naturales** son productos que solo contienen ingredientes naturales derivados de plantas, minerales o agua. Pueden ser muy simples en su formulación (aceite para el cuerpo, por ejemplo) o más complejos (una crema antiedad). Estos productos siguen siendo muy difíciles de reconocer, ya que no están sellados o certificados como orgánicos. Esto se puede deber al hecho de que el fabricante no haya querido pagar por la certificación o que no la considere necesaria. Por tanto, es esencial realizar una lectura de la lista de ingredientes para verificar que un producto no contiene ni derivados de petroquímicos, ni siliconas, ni tensioactivos ni conservantes químicos. Repasa la lista de las 10 preguntas clave, páginas 73-74.
3. **Los cosméticos llamados «orgánicos»** son los que tienen un sello orgánico. Su fórmula debe cumplir con una norma o un estándar específico que les impone una serie de criterios. Uno de ellos es que contengan cierto porcentaje de ingredientes procedentes de la agricultura ecológica. Atención: la mayoría de estos productos no están compuestos nunca al 100% de ingredientes procedentes de la agricultura orgánica, pero su fórmula es siempre un 95% natural, ya que es un requisito de todos los sellos reconocidos. Cada sello es diferente y los criterios de formulación pueden variar. Sin embargo, todos estos sellos son la garantía de tener en las manos un producto más natural y más respetuoso con el medio ambiente. Si no te sientes capaz de leer la lista de ingredientes de los cosméticos, entonces la mejor opción es que solo compres productos con sello orgánico. Pero para ello es necesario que conozcas los sellos más comunes...

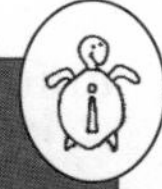

Para recordar

- Más del 80% de los cosméticos de las tiendas son cosméticos «convencionales». Contienen derivados petroquímicos, materiales inertes, conservantes y perfumes. Esto no impide que muestren la palabra «natural» o «biológico» en su envase, ¡más bien al contrario!
- Solamente se pueden calificar como «orgánicos» los cosméticos que cumplen con un sello reconocido. No están compuestos al 100% de ingredientes orgánicos, pero siempre están formulados sin ingredientes contaminantes o polémicos para la salud.
- Existen algunos cosméticos que son completamente naturales, pero no llevan el sello orgánico. Pueden ser aceites, jabones o cremas de fórmulas simples.
- Atención: algunos cosméticos «a la lavanda orgánica» o «al extracto natural de» son, a pesar de todo, cosméticos convencionales que contienen productos petroquímicos. ¡Lee bien las etiquetas!

Los sellos orgánicos más comunes

En nuestras tiendas solo los productos con un sello reconocido se pueden calificar de «orgánicos».

Los productos cosméticos orgánicos responden a una norma que impone el uso de un mínimo de ingredientes procedentes de la agricultura ecológica. La mayoría de las normas orgánicas prohíben también la utilización de ingredientes químicos o sintéticos, así como el uso de conservantes e ingredientes polémicos para la salud (parabenos, fenoxietanol y compañía...).

Por último, la mayoría de los sellos orgánicos también tienen en cuenta el envase de los productos, que no puede contener determinados plásticos o algunos materiales poco ecológicos.

Los sellos orgánicos son la única posibilidad que tiene el consumidor de saber si un producto cosmético es perjudicial para el medio ambiente o no. Por desgracia, hay multitud de sellos orgánicos que no valen la pena, pero siempre es mejor que no llevar ningún sello.

Para adoptar la *slow cosmétique* es bueno reconocer los sellos orgánicos para que sepamos qué tipo de productos compramos.

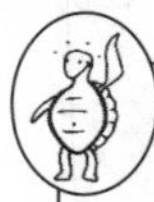

¿Podemos confiar en los sellos?

Todos los sellos que se describen a continuación son dignos de tu confianza. Son los sellos que demuestran que el cosmético en cuestión está formulado con el fin de minimizar su impacto tóxico en la piel y/o en el planeta. En cualquier caso, aunque no son perfectos, estos sellos están haciendo evolucionar la cosmética hacia formulaciones más sanas y, por tanto, se deben tener en cuenta.

El sello ECOCERT

El logo ECOCERT es uno de los más conocidos por los consumidores de cosméticos orgánicos. El grupo ECOCERT fue el primer organismo de certificación en desarrollar un estándar para los «cosméticos ecológicos y orgánicos». Inicialmente, las especificaciones se desarrollaron de común acuerdo con todas las partes interesadas en el sector: expertos, proveedores, fabricantes, distribuidores, consumidores y organizaciones para el desarrollo. La certificación de los cosméticos orgánicos está gestionada actualmente por ECOCERT Greenlife, la rama de cosmética del grupo ECOCERT.

Para garantizar que un producto cosmético es respetuoso con el medio ambiente, el estándar ECOCERT exige:

- El uso de ingredientes derivados de recursos renovables y tratados mediante procesos respetuosos con el medio ambiente. Por tanto, ECOCERT verifica la ausencia de OMG, parabenos, fenoxietanol, nanopartículas, silicona, PEG, perfumes y colorantes sintéticos, ingredientes que provengan de animales (excepto los producidos naturalmente por ellos: leche, miel...), etc.

- Alcanzar un umbral mínimo de ingredientes naturales y derivados de la agricultura ecológica para lograr la certificación. En todos los casos, como mínimo el 95% del total de los ingredientes debe ser natural o de origen natural. Además, para conseguir el sello de Cosmética orgánica se precisa que:

  — Como mínimo un 95% de los ingredientes vegetales de la fórmula debe proceder de la agricultura ecológica.
  — Como mínimo un 10% del total de los ingredientes debe proceder de la agricultura ecológica.

ECOCERT* también comprueba el carácter biodegradable o reciclable de los envases.

Puedes encontrar todos los detalles sobre las especificaciones de ECOCERT en www.ecocert.com (apartados «Sectores comerciales», «Cosméticos ecológicos y bienestar» y «Cosméticos naturales y ecológicos»).

El sello COSMEBIO

COSMEBIO es ante todo una asociación de fabricantes de cosmética natural que quisieron materializar sus valores ecológicos en un sello con un logotipo reconocible por el consumidor. Hoy en día es el sello orgánico más reconocido en Francia por los consumidores de cosmética.

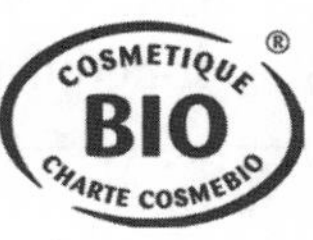

* *ECOCERT Greenlife es miembro fundador de la asociación de certificación armonizada COSMOS estándar, que tiene como meta imponerse gradualmente como referencia europea en asuntos de certificación de cosméticos orgánicos (ver «Estándar COSMOS», página 85).*

Para llevar el sello COSMEBIO*, un producto debe estar fabricado por un miembro de la asociación y además su fórmula debe estar certificada como orgánica por los estándares de ECOCERT o Qualité France. Los requisitos de la asociación COSMEBIO solo consideran estos dos estándares.

Además, la fórmula de un producto que lleve un sello COSMEBIO debe cumplir con una serie de criterios específicos de esta asociación. En realidad, hay dos sellos, pero el sello «orgánico» es el que se encuentra con más frecuencia.

En resumen, el sello «orgánico» se concede a las fórmulas que contienen al menos un 95% de ingredientes naturales o de origen natural. En la fórmula, al menos el 95% de los ingredientes vegetales debe proceder de la agricultura ecológica. Del total, al menos el 10% de los ingredientes debe proceder de la agricultura ecológica.

Puedes encontrar todos los detalles sobre la carta COSMEBIO en www.cosmebio.org.

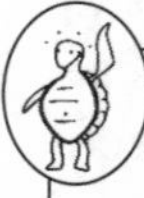

¿No es suficientemente orgánico lo orgánico?

A veces se dice que el 10% de ingredientes orgánicos es demasiado poco. ¡Es un debate estéril! Lo que importa no es tanto la parte orgánica de la fórmula, sino, como hemos visto, la ausencia de contaminantes o ingredientes tóxicos. Observa también que los productos cosméticos a menudo contienen entre un 50 y un 80% de agua, que, por definición, no es certificable.

* *COSMEBIO es miembro fundador de la asociación de certificación armonizada COSMOS estándar que tiene como meta imponerse gradualmente como referencia europea en asuntos de certificación de cosméticos orgánicos (ver «Estándar COSMOS», página 85).*

La indicación Nature et Progrès

El logotipo «Nature et Progrès» no se define como un sello, sino como una «indicación», que se obtiene tras los controles sucesivos de una asociación de profesionales y consumidores. Esta asociación surge de la Federación Internacional de Agricultura Ecológica, y data de 1964. Las especificaciones impuestas a los profesionales por Nature et Progrès son muy completas y particularmente exigentes en lo que respecta a los productores, e implica que estos estén muy comprometidos con la ecología. Los requisitos son muy extensos y afectan a todos los aspectos de la producción, incluso a las condiciones de vida de los animales en el caso de las explotaciones agrícolas.

En cuanto a los cosméticos la mención Nature et Progrès es uno de los sellos más restrictivos. De hecho, todos los ingredientes vegetales, minerales o animales que figuren en una fórmula que se pretenda etiquetar así deben cumplir con los requisitos de Nature et Progrès. Esto representa no solo una limitación significativa en la elección de los ingredientes, sino también una superposición de criterios restrictivos para la fórmula. Sin embargo, las normas permiten el uso de agua, alcohol, algunos colorantes naturales y una amplia gama de conservantes ecológicos.

Puedes encontrar todos los detalles sobre la mención Nature et Progrès en www.natureetprogres.org.

El sello alemán BDIH

La BDIH es una asociación alemana de fabricantes de medicamentos, complementos alimentarios y cosméticos. Junto con sus socios, la asociación BDIH ha desarrollado una directiva para los cosméticos naturales controlados. Sobre la base de esta directiva, los componentes de los productos que quieren etiquetarse así son examinados por institutos de control independientes.

Los productos que llevan el sello BDIH* deben contener un máximo de ingredientes de origen vegetal de calidad ecológica, sus ingredientes no se deben testar sobre animales y tienen que ser el resultado de procesos químicos suaves. La directiva excluye, obviamente, las siliconas, los colorantes y los aromas artificiales, los productos etoxilados y los derivados del petróleo. Solo se permiten algunos conservantes.

Puedes encontrar todos los detalles sobre el sello BDIH en francés en la siguiente dirección:

www.kontrollierte-naturkosmetik.de (disponible en francés, clicar sobre «BDIH»).

El sello de la Soil Association

La institución británica Soil Association fue fundada hace más de cincuenta años y reúne a agricultores, científicos, fabricantes y consumidores que deseen participar en la promoción de los productos ecológicos («*organic*», en inglés). La asociación tiene su propio órgano de certificación.

SOIL ASSOCIATION ORGANIC STANDARD

Los estándares en los que se basa la certificación de la Soil Association para los cosméticos son bastante clásicos. Se requiere un máximo de ingredientes procedentes de la agricultura ecológica y un mínimo de materias primas no ecológicas, permitidas solamente si no existe un equivalente orgánico. Todos los métodos de transformación y fabricación deben ser lo más ecológicos posible. El texto también enumera una serie de ingredientes prohibidos, ya sea por razones ambientales o para proteger la salud humana. Entre ellos se encuentran los parabenos, las siliconas, los liberadores de formaldehído, los PEG y los Quats, así

---

* *El BDIH es miembro fundador de la asociación de certificación armonizada COSMOS estándar que tiene como meta imponerse gradualmente como referencia europea en asuntos de certificación de cosméticos orgánicos (ver «Estándar COSMOS», página 85).*

como los OMG, los productos derivados de la petroquímica y algunos tensioactivos irritantes*.

Puedes encontrar todos los detalles en inglés sobre las especificaciones de la Soil Association en www.soilassociation.org.

El sello italiano AIAB-ICEA

Este sello surge de la acción conjunta de la asociación AIAB, que defiende y promueve la agricultura ecológica, y del instituto de certificación ICEA** con sede en Bolonia. Este sello es comparable a los de la Soil Association o de la BDIH. Solo cubre las marcas italianas de cosméticos suficientemente fiables y que no se encuentran con facilidad en el ámbito de habla francesa.

Más información en italiano o en inglés en www.icea.info.

El sello belga ECOGARANTIE

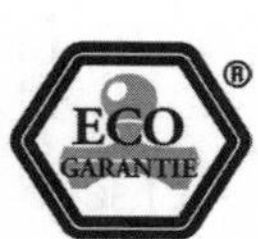

Este sello se concede a los productos de los fabricantes miembros de la asociación belga BIOFORUM, siempre que hayan respondido a las estrictas especificaciones establecidas por ECOGARANTIE y hayan sido controlados por uno de los tres organismos de certificación con los que trabaja la asociación para la fabricación de cosméticos***.

---

* *La Soil Association es miembro fundador de la asociación de certificación armonizada COSMOS estándar, que tiene como meta imponerse gradualmente como referencia europea en asuntos de certificación de cosméticos orgánicos (ver «Estándar COSMOS», página 76).*

** *El Instituto ICEA es miembro fundador de la asociación de certificación armonizada COSMOS estándar, que tiene como meta imponerse gradualmente como referencia europea en asuntos de certificación de cosméticos orgánicos (ver «Estándar COSMOS», página 76).*

*** *Más información en francés sobre el sello y las especificaciones ECOGARANTIE: www.ecogarantie.eu.*

El sello NATRUE

NaTrue es una organización internacional sin ánimo de lucro con sede en Bruselas. Su objetivo es presentar un sello armonizado para la cosmética natural. El sello se concede a productos cuyas fórmulas cumplen varios criterios bastante comunes a todos los sellos de cosmética natural y orgánica:

- ingredientes naturales y orgánicos
- un reducido número de procesos de fabricación autorizados
- prácticas respetuosas con el medio ambiente
- sin perfumes ni colorantes sintéticos
- sin productos petroquímicos (parafinas, PEG, -propil-, -alquilo-, etc.)
- sin silicona ni derivados de la silicona
- sin OGM
- sin irradiación del producto ya elaborado o de sus ingredientes vegetales
- los productos acabados no se testan en animales

El sello NaTrue se expresa a través de tres niveles de certificación. El primer nivel se refiere a los cosméticos naturales que cumplen con los estándares básicos establecidos por la asociación. Un segundo nivel más estricto se refiere a los cosméticos naturales cuya fórmula es parcialmente orgánica. La certificación orgánica solo se refiere a los cosméticos en los cuales el 95% de los ingredientes naturales debe proceder de agricultura ecológica controlada y/o de cultivos silvestres controlados. En los tres casos, el logotipo sigue siendo el mismo, pero un texto inmediatamente debajo del logotipo indica el nivel exacto de certificación.

Las normas de certificación las pone la asociación, pero los controles relativos a la certificación los llevan a cabo organismos independientes.

La ventaja del sello NaTrue es que es fácil de entender y tiene un valor internacional. Pretende ser una referencia para todos los consumidores, sean italianos, ingleses, americanos o franceses. La asociación también es muy dinámica en cuanto a eventos públicos y pone mucho empeño en que los consumidores comprendan el interés que representan los cosméticos naturales.

Más información sobre el sello y las especificaciones NaTrue en francés, inglés y alemán en: www.natrue.org.

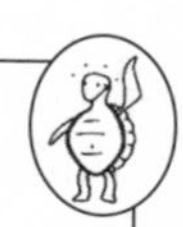

A la búsqueda de un sello internacional para los cosméticos orgánicos

Hay que subrayar que el sello NaTrue nació paralelamente a la iniciativa del estándar COSMOS cuyo objetivo es armonizar los diversos sellos europeos. Como se explica más adelante, el estándar COSMOS es una combinación de varios sellos reconocidos que han hecho grandes esfuerzos para armonizar sus normativas con el fin de facilitar la vida al consumidor. NaTrue es en sí misma una iniciativa privada ya que la asociación fue impulsada por los fabricantes dedicados a la promoción de la cosmética natural, entre otros los conocidos Weleda y Dr. Hauschka.

El propósito de estas dos iniciativas es lograr ¡un sello orgánico en todos los países!

Es una pena que no haya habido un acuerdo verdaderamente global para llegar a un único sello en materia de cosméticos naturales y orgánicos. En el futuro será necesario, al menos, aprender a reconocer los logos NaTrue y COSMOS.

El sello estándar COSMOS

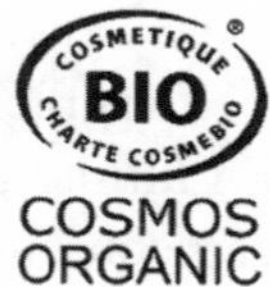

El estándar COSMOS surge de una asociación internacional sin ánimo de lucro (AISBL) con sede en Bruselas. La asociación fue impulsada por los miembros fundadores que son, a su vez, organizaciones nacionales que se ocupan de los sellos de los cosméticos orgánicos en Francia, Italia, Alemania e Inglaterra. Encontramos como miembros fundadores de esta iniciativa a los franceses ECOCERT Greenlife y COSMEBIO, el alemán BDIH, la británica Soil Association y el italiano ICEA. El objetivo inicial de esta asociación es armonizar los sellos nacionales y conseguir un único sello reconocible por el consumidor a escala internacional.

A veces se compara el reciente sello estándar COSMOS con el euro: un difícil compromiso entre las organizaciones nacionales que han tenido que hacer concesiones para llegar a un común denominador. Sin embargo, este sello se está convirtiendo en algo positivo, ya que tiene por objeto simplificar la identificación de los cosméticos orgánicos en nuestras tiendas. La iniciativa afecta a casi 1400 marcas de cosméticos y a unos 25 000 productos de belleza ya certificados a nivel nacional.

Pueden obtener el sello los productos que cumplan con unas normas bastante complejas y muy completas definidas por la asociación. Los únicos organismos autorizados por el momento para verificar si el producto responde a las normas son ECOCERT, QUALITÉ France, ICEA, Soil Association y los institutos relacionados con el BDIH. Las normas, llamadas «requisitos», enumeran los criterios de formulación y envasado para conseguir una cosmética más ecológica.

En el ámbito del estándar COSMOS, un cosmético llevará el sello «COSMOS orgánico» si:

- contiene al menos un 95% de agroingredientes transformados físicamente,
- el 20% del producto acabado procede de la agricultura ecológica (a excepción de algunos cosméticos como geles de ducha o productos acuosos o compuestos de al menos un 80% de ingredientes de origen mineral, en cuyo caso es suficiente con que el 10% de los ingredientes sean orgánicos).

Desgraciadamente, no existe un verdadero logotipo para este sello. En última instancia, el objetivo es añadir la mención «COSMOS orgánico» o «COSMOS natural» bajo el sello nacional obtenido por el producto. Esto es lamentable, según algunos de los que esperaban un logotipo único para armonizar el mercado a nivel europeo. Sin embargo, esto se explica por el hecho de que el estándar COSMOS es el resultado de una negociación de compromisos entre los diferentes socios independientes.

Más información sobre el estándar de referencia COSMOS en inglés: www.cosmos-standard.org.

El sello estadounidense USDA organic

En Estados Unidos la certificación de los cosméticos orgánicos es muy diferente de la que se practica en Europa.

Un cosmético en el mercado de EE. UU. debe recibir primero la aprobación de la famosa Food and Drug Administration (FDA), responsable de la seguridad y de que los cosméticos cumplan con las reglamentaciones vigentes. El visto bueno de la FDA no se fija, sin embargo, en la calidad orgánica o no de un producto. Por el contrario, el Ministerio de Agricultura estadounidense o Department for Agriculture (USDA) se encarga de la gestión del sello «organic» para todo producto alimentario o agrícola. Por tanto, es posible que un cosmético que solo contiene productos orgánicos certificados por el USDA lleve el sello USDA organic. Pero limita bastante ya que solo afecta a los ingredientes certificables por el USDA. Los aceites esenciales, por ejemplo, no lo son.

Sin embargo, el producto certificado como orgánico por el USDA puede contener agua o sal además de los ingredientes orgánicos que lo componen. La fórmula total debe contener al menos un 95% de ingredientes orgánicos para que el producto pueda llevar el logotipo en el envase.

Si encuentras uno de los pocos productos cosméticos certificados como USDA organic, puedes estar seguro de que es un producto muy natural y muy orgánico, ya que contiene *de facto* ingredientes procedentes de la agricultura biológica y, a veces, agua y un poco de sal.

Para el resto, debes leer las etiquetas y las listas INCI de los productos de Estados Unidos con la máxima atención. Porque, de hecho, allí está permitido todo o casi todo en lo que respecta al uso de términos derivados de «natural», «biologic» e incluso «organic».

Ten en cuenta también que los sellos ECOCERT, BDIH y NaTrue han adquirido recientemente cierta notoriedad en Estados Unidos, lo cual es una buena señal.

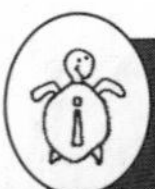

Para recordar

- En el mundo existen gran cantidad de sellos que certifican los cosméticos llamados «orgánicos».
- Los sellos más conocidos tienen todos el mismo enfoque: excluyen los ingredientes químicos y exigen la utilización de un mínimo de ingredientes procedentes de la agricultura orgánica.
- Solo los logotipos de los sellos reconocidos constituyen una garantía para el consumidor de que está comprando un producto verdaderamente natural y ecológico. El texto del envase a menudo no dice gran cosa y las palabras «natural» u «orgánico» pueden resultar engañosas.
- Los sellos NaTrue y estándar COSMOS pretenden convertirse en sellos internacionales para ser reconocidos por todo el mundo en los próximos años.

¿Y las pruebas con animales?

Desde hace mucho tiempo los cosméticos reciben muchas críticas por su supuesto impacto devastador en los animales de laboratorio. De hecho, la industria cosmética siempre ha utilizado una gran cantidad de ensayos en animales para garantizar la seguridad del producto.

Sin embargo, desde 2009 la normativa europea sobre cosméticos ha realizado una prohibición progresiva de la experimentación con animales. Así pues, los cosméticos en forma de productos acabados, e incluso los ingredientes utilizados en la composición de los productos cosméticos, se deben analizar ahora con métodos alternativos.

Este reglamento es un paso importante, pero el tema es complejo, ya que todavía es fácil suponer que ciertos ingredientes cosméticos son el resultado de la aleación de varias sustancias que, individualmente, son testadas en animales. De hecho, solo los ingredientes destinados a la cosmética se ven afectados por esta reglamentación, mientras que muchas sustancias que se utilizan en otros ámbitos de la producción, pero dentro igualmente del mundo de la cosmética, en teoría pueden seguir siendo testados en animales.

Para llegar al fondo de la cuestión sería necesario remontarse al origen de los ingredientes, lo cual es imposible para el consumidor e incluso para el fabricante. Para estar seguros al cien por cien, debemos saber que todos los sellos orgánicos descritos anteriormente prohíben las pruebas en animales, tanto de los ingredientes como del producto final, e incluso en su origen. Así pues, son una garantía suficiente en cuanto a la protección de los animales.

Por tanto, no hay necesidad de un sello específico para la protección de los animales en el contexto de los cosméticos orgánicos certificados. Sin embargo, para el resto merece la pena mencionar brevemente a continuación los sellos relativos a las pruebas con animales.

El leaping bunny *o conejo saltarín*

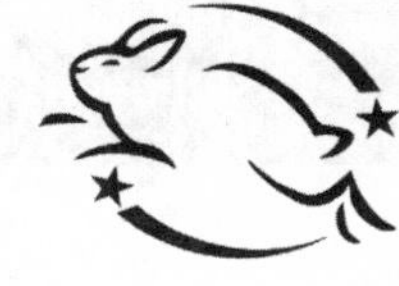

Los productos que llevan este logotipo certifican que no se han probado en animales. El logotipo proviene de una coalición de asociaciones americanas y europeas que defienden los derechos de los animales, unidas bajo la denominación internacional de *Coali-*

tion for Consumer Information on Cosmetics o CCIC. Lo puede obtener cualquier fabricante que se registre en el sitio *www.leapingbunny.org* y que se comprometa a cumplir con todos los criterios estrictos del programa. En el marco de la adjudicación de este logotipo las rigurosas normas estipulan que ni el fabricante, ni sus laboratorios o proveedores asociados, realizan pruebas con animales en cualquier fase del desarrollo del producto.

Los logotipos One Voice

La asociación One Voice es la representante en Francia de la coalición antes citada. Por tanto, One Voice ofrece también el logotipo del conejito saltarín. Además, One Voice gestiona otros logotipos que se pueden poner en productos de otras categorías (detergentes, pinturas, alimentos...). Los sellos que encontramos con más frecuencia son los de One Voice que representan un oso sentado o la cabeza de una pantera.

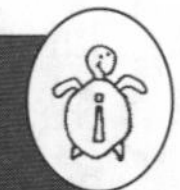

Para recordar

- Actualmente, en cosmética está prohibida por ley la experimentación con animales, pero no es posible estar seguros al cien por cien de que ningún ingrediente cosmético de una fórmula convencional no haya sido probado en animales.
- Los sellos orgánicos son una buena garantía de que estamos consumiendo un producto 100% no probado en animales.
- Si hablas inglés, consulta la única base de datos actualizada sobre ingredientes cosméticos que incorpora un criterio que indica si el ingrediente se ha probado en animales o no: www.ewg.org/skindeep.

Capítulo 3

La *slow cosmétique*: una revolución sana y natural

¿Cómo nació la *slow cosmétique*?

Para comprender qué es la *slow cosmétique* hace falta primero recordar qué es el movimiento *Slow Food*, nacido en Italia a principios de la década de 1990. El *Slow Food* es un movimiento ciudadano que llevan a cabo los integrantes de la cadena alimentaria, desde agricultores a consumidores pasando por algunos chefs y restauradores. Reunidos en el seno de asociaciones locales o regionales llamados conviviums, abogan por una dieta mejor: productos naturales y saludables, a ser posible de origen local y siguiendo la tradición. El Slow Food también anima a sus seguidores a redescubrir la noción del placer de la comida: el placer de consumir un alimento vivo, el placer de cocinar de acuerdo con los métodos tradicionales en vez de consumir alimentos industriales...

Desde que apareció el Slow Food en respuesta a la comida basura generalizada en los países desarrollados, el movimiento *slow* ha recorrido un largo camino y ha penetrado en todas las esferas de la actividad humana. Así, hoy en día hablamos de una posible «attitude slow» en todas las áreas de la vida cotidiana. **Vivir *slow* significa vivir más despacio y más armoniosamente, generalmente de acuerdo con la naturaleza.**

La relación entre el tiempo y los ciclos de la naturaleza es esencial para vivir *slow*.

Pero, ¿cuál es la conexión entre la voluntad de vivir *slow* y la cosmética?

Ya lo hemos visto: los cosméticos que utilizamos en nuestra incesante búsqueda de la juventud y la belleza no son respetuosos con la naturaleza. Además, la industria cosmética nos anima a consumir más y más y crea nuevas necesidades que no siempre son esenciales. **El impacto ecológico y psicológico de la cosmética actual es muy fuerte para el planeta, para nuestra cartera y para nuestro estado de ánimo. En este contexto algunos opinan que otra estética es posible: la *slow cosmétique*.**

¿Por qué la *slow cosmétique*?

Vuelve a leer la introducción de este libro. Vimos que era el momento de cambiar nuestro consumo de todo lo relacionado con la belleza por varias razones. En primer lugar, porque consumimos demasiados productos cuya composición química es perjudicial para el medio ambiente o para la salud. En segundo lugar, porque somos víctimas de un lavado de cerebro que nos impulsa a una búsqueda irracional de algo que no existe. Vamos constantemente de producto en producto y al final no estamos satisfechos. Y por último, porque la cosmetología actual (orgánica o no) permite sin dificultad alguna producir cosméticos sanos y ecológicos tan eficaces como aquellos cuya composición es cuestionable. No hay ninguna razón por la que debamos esperar para consumir menos y mejor.

¿Qué es y qué no es la *slow cosmétique*?

A lo largo de este libro descubrirás láminas resumidas «*slow* o no *slow*» para ayudarte a entender lo que promueve la *slow cosmétique*.

La expresión *slow cosmétique* designa a todo producto o hábito de belleza que responde a una serie de criterios combinados que se pueden resumir en cuatro puntos.

La *slow cosmétique* debe ser una cosmética:

1. **Inteligente:** Responde de manera adecuada a las necesidades reales de la piel. Para ello utiliza ingredientes vivos y naturales que aportan algo positivo a la piel. Evita, por tanto, los ingredientes inactivos (aceites minerales, siliconas) y aquellos cuya toxicidad se desconoce a corto o largo plazo (conservantes, compuestos etóxilos...).
2. **Con sentido común:** No crea nuevas necesidades para la piel y limita el número de productos que hay que utilizar para mantenerla bella y saludable. No promete lo imposible y nos invita a centrarnos y a reflexionar sobre cada acto de consumo de un producto.
3. **Natural y ecológica:** Está formulada sin ingredientes derivados de la química de síntesis o de la petroquímica, cuyo impacto ecológico es enorme (EDTA, siliconas, aceites minerales...). Utiliza productos activos que sean sometidos a las menos transformaciones posibles. Minimiza el envase y promueve el reciclado.
4. **Que invite a los placeres sencillos:** Nos recuerda la autenticidad de las plantas y los minerales que son beneficiosos para nuestra piel y nuestro estado de ánimo. Nos invita a entrar en contacto directo con la naturaleza (respirar y tocar, caminar, bañarse). No utiliza fragancias sintéticas, envases sofisticados o iconos de belleza retocados en Photoshop para seducirnos.

¿Una cosmética inteligente?

Hoy en día la cosmética es activa. Interactúa con la piel y promete modificar su aspecto. Pero no lo hace siempre de forma inteligente. El ejemplo más llamativo es el de las cremas y sueros industriales antiedad. Te prometen un efecto sobre tus arrugas, pero solo contienen una proporción ínfima de activos sumergidos en aceites minerales derivados del petróleo y en siliconas.

¿Los ingredientes activos que contiene tu crema han sido patentados y son el resultado de años de investigación? Sí, es cierto. Las grandes marcas invierten grandes cantidades de dinero en investigación. Y, por tanto, se cuentan historias a sí mismas. En su carrera por innovar se olvidan de evaluar la **necesidad** de los activos de alta tecnología y el **alcance** de sus efectos perceptibles a simple vista a largo plazo.

Haz la prueba. Aplica sobre tu rostro aceite vegetal orgánico de jojoba durante 10 días. Después, haz lo mismo con el *serum* más caro del mercado. ¿Crees realmente que la diferencia es significativa? ¿Justifica el precio del producto industrial? ¿Y la batalla mediática que lo rodea?

La *slow cosmétique* preconiza las fórmulas que contienen ingredientes naturales que la piel realmente necesita para mantenerse joven y bella. Es el caso de los ácidos grasos esenciales, vitaminas, antioxidantes y determinados activos si es necesario. Nada modificado químicamente, nada muerto, nada inerte. Y, especialmente, nada que pueda mejorar la apariencia de la piel perjudicándola por otro lado.

Un buen ejemplo de cosmética inteligente es la de un aceite vegetal orgánico cultivado localmente (argán, caléndula), ligeramente aromatizado con un aceite esencial adaptado a cada tipo de piel. Un mal ejemplo sería el de una crema a la caléndula que contiene solo un 0,05% de aceite de caléndula perdido en un mar de productos petroquímicos.

¿Una cosmética con sentido común?

Aquí es el consumidor el que debe hacerse las preguntas correctas. ¿Este producto responde a una necesidad real para mí? ¿Es superfluo? ¿La promesa de este producto es coherente? ¿Qué siento cuando veo a esta hermosa actriz en la publicidad?

No podemos probar todo en la tienda para darnos cuenta de que en última instancia la piel necesita sobre todo hidratación y protección.

Para estas dos necesidades básicas, basta con unos pocos productos naturales.

Las mujeres (y algunos hombres) esperan demasiado de sus cosméticos. Y las marcas les responden con promesas que realmente no se pueden cumplir. Lucir un rostro con cero defectos, ni una arruga, poros invisibles, jamás un grano... La piel es un órgano vivo que respira y cambia. Para mantenerla fresca, flexible y joven hay que hidratarla y protegerla. Eso es todo. Para ello, no es en absoluto necesario ir a buscar unas algas a las profundidades del mar o un extracto de una planta amazónica patentado por un médico de California.

También estamos cegados por el *marketing* cosmético. Queremos esa hermosa botella de perfume, deseamos ese nuevo suero antienvejecimiento...

¡Eso es glamour!

Para los seguidores de la *slow cosmétique*, no hay nada de malo en obtener un producto glamoroso que cuenta una bonita historia y cuyo precio sobrepasa el sentido de la lógica, siempre y cuando se sea consciente de que el precio, la marca y el envase del producto no tienen nada que ver, o muy poco, con que este sea más activo en la piel...

¡Simple sentido común!

¿Una cosmética natural y ecológica?

En el capítulo anterior vimos que los cosméticos convencionales contienen muchos ingredientes sintéticos y petroquímicos. Sus consecuencias sobre la salud ya han sido cuestionadas, pero es sobre todo su impacto negativo sobre el medio ambiente lo que está subestimado. Si a eso le añadimos la huella de carbono que deja la fabricación de los ingredientes cosméticos industriales y sus envases de plástico, la suma es tremenda.

La *slow cosmétique* defiende un retorno a lo esencial. **La actitud más *slow* sería utilizar solamente materias primas y naturales para la belleza.** No se excluyen, sin embargo, los productos cosméticos naturales u orgánicos certificados que son los únicos que realizan verdaderos esfuerzos para proporcionar una belleza más ecológica.

Aceites vegetales y esenciales, mantecas, arcilla, azúcar o miel... ¡El kit de belleza *slow* se esconde a veces en los armarios de la cocina! También en el gimnasio, con la importancia que tienen el yoga facial y la reflexología en los protocolos de belleza *slow*.

Al recomendar estos hábitos y productos de belleza sencillos y naturales, podemos tener la esperanza de reducir la huella ecológica de la cosmética y acercarnos más a nuestra verdadera naturaleza.

¿Una cosmética de placeres sencillos?

A base de hermosas fotos de musas adorables y sofisticados envases, las marcas de cosméticos nos hacen soñar. Y el sueño vende. Y la tecnología también. Cuanto más sofisticado y técnico es un producto, más creemos en sus promesas.

Por supuesto, el sueño y el placer son esenciales para nuestro bienestar y no se trata de privarnos de ellos. La *slow cosmétique* no niega la noción de placer que podemos tener al consumir productos de belleza. Al contrario, el placer es un valor importante para el movimiento *slow*. **Simplemente, la *slow cosmétique* desea que los consumidores redescubran los placeres más sencillos y más respetuosos con el medio ambiente.**

De hecho, la naturaleza nos ofrece placeres más sencillos que los de las perfumerías y las pasarelas. ¿Cuándo fue la última vez que oliste el dulce aroma de un auténtico aceite esencial? ¿Cuándo fue la última vez que te diste un baño de mar? ¿Te has masajeado la cara esta mañana?

El concepto de placer se expresa perfectamente en lo que la naturaleza nos ofrece. No siempre es necesario representar la belleza a base de iluminación y maquillaje...

¿Existe un sello de «*slow cosmétique*» o de productos «*slow*»?

En el momento de escribir este libro no existe ningún sello que atribuya la calidad *slow* a un producto cosmético. Sin embargo, existe una asociación internacional llamada «Slow Cosmetic®» que está en proceso de constitución y cuya sede está en Bruselas. Esta asociación reúne a los agentes de la cosmética y a consumidores. Su propósito es redactar una «Carta de la *slow cosmétique*» y gestionar la utilización del término «Slow Cosmetic®» como marca comercial. Esto podría llevarnos a pensar que, dentro de poco, algunos productos podrían mencionar en sus envases su calidad *slow*. Para ello, sin embargo, será necesario que respondan a los criterios de la Carta de la asociación. La página web de la asociación es *www.slow-cosmetique.org*.

Ahora es el momento de encontrar una manera práctica de cómo dirigir la revolución en tu propio cuarto de baño y cómo adoptar las recetas de la verdadera belleza, las de la *slow cosmétique*.

Ficha *slow* n.º 1

¿QUÉ ES LA *SLOW COSMÉTIQUE*?

¡Haz la prueba! ¿Eres *slow* o no?

Esto es slow	*Esto no es* slow
Familiarizarse con el funcionamiento de la propia piel y no sentir temor ante la menor imperfección.	Creer que la piel ideal existe y que necesita un millón de productos para permanecer bella.
Utilizar la menor cantidad posible para satisfacer todas las necesidades básicas de la piel.	Utilizar una leche desmaquillante, un exfoliante, una mascarilla, un contorno de ojos, una crema para el cuello, un *serum* reafirmante, un corrector de ojeras, una crema de día, una crema de noche... y preguntarse qué nos falta.
Leer las etiquetas de los productos para saber qué se consume y por qué.	Creer en la publicidad sin reflexionar sobre lo que hay detrás.
Sentir el placer de aplicar los cosméticos con calma, efectuando un masaje en la cara o en el cuerpo, y respirando.	Querer cada día más: más resultados, más rápido, más potente y más técnico.
Aceptar nuestra piel tal como es y convertirnos en su mejor aliado.	Querer cambiar constantemente de piel, buscar la perfección.
Adoptar una actitud holística con la belleza: una alimentación sana, ejercicio y pensamientos positivos.	Pensar que los cosméticos son la clave de la eterna juventud y de la belleza definitiva.
Hidratar la cara con aceites vegetales puros o aromatizados con aceites esenciales.	Aplicar un *serum* lleno de siliconas más una crema oclusiva por encima.
Fabricar sus propios productos de belleza para el cuidado básico diario.	Confiar solo en las grandes marcas de cosméticos porque las vemos en las revistas.
Maquillarse para sublimar su yo interior.	Maquillarse para disimular.
Quererse mucho uno mismo tal y como es.	Seducir a toda costa y por todos los medios cosméticos posibles.

PARTE 2

ADOPTAR LA *SLOW COSMÉTIQUE*

Si eres un poco rebelde, te encantará esta segunda parte. Te invita a hacer una revolución en el cuarto de baño. Alégrate, podrás ganar espacio y guardar solo lo que realmente importa. En cuanto a tus armarios de cocina, no te sorprendas si de vez en cuando tienes que dar una vuelta por allí antes de arreglarte.

No temas; evidentemente, no es necesario que tires tus productos preferidos de belleza de la noche a la mañana. Del mismo modo, tampoco puedes cambiar tus hábitos y tu rutina de belleza en un abrir y cerrar de ojos. Y eso no es grave en absoluto. Si tienes este libro en la mano, ya has dado un gran paso hacia la dirección correcta.

Los consejos de belleza que se presentan a lo largo de estos capítulos se definen en función de las necesidades básicas de la piel descritas en la primera parte del libro. El *capítulo 4* nos enseña cómo limpiar la piel de una manera ecológica y respetuosa. En el *capítulo 5* veremos cómo hidratarla, nutrirla y protegerla. ¿Quieres tratar tus espinillas o corregir tus arrugas? Los tratamientos naturales a base de aceites esenciales que se ofrecen en el *capítulo 6* te ayudarán. ¡Prepárate también para hacer muecas delante del espejo con el fin de beneficiarte de los efectos de la gimnasia facial! Por último, veremos en el *capítulo 7* que la *slow cosmétique* no pasa por alto el placer y seducción: perfumarse con esencias de plantas y maquillarse de manera natural son hábitos muy *slow.*

Esta parte práctica llena de recetas es una maravillosa ocasión para despertar tu conciencia a algo que está más en sintonía con la naturaleza y con tu «yo» más profundo. Déjate llevar, ese es un primer paso hacia la *slow cosmétique...*

Notas importantes sobre nuestras recetas

Seguridad

Antes de lanzarte a la preparación de tus propios cosméticos debes saber que es muy importante mantener una higiene perfecta y seguir algunas reglas:

- Lavarse las manos y desinfectar todos los utensilios antes de comenzar
- Manipular el alcohol y los aceites esenciales con mucho cuidado (incluyendo evitar las fuentes de calor, protegerse los ojos...)
- Hacer una prueba de sensibilidad antes de usar un producto natural. Lo ideal es aplicar una pequeña cantidad en el interior del brazo durante 24 horas

Estas recetas se dan a título informativo y no tienen un valor prescriptivo. Son cosméticos y nada más. Si deseas tratar una enfermedad, consulta con un profesional de la salud; solo él puede ponerte un tratamiento.

Compras esenciales

La *slow cosmétique* simplifica al máximo el uso de ingredientes naturales para la belleza. Ya tienes en tu cocina todo lo que necesitas. Sin embargo, necesitarás hacerte con algunos utensilios específicos para elaborar tus cosméticos en casa:

- un embudo pequeño (tu mejor aliado para verter los aceites en frascos)
- botellas y frascos de todos los tamaños, a ser posible de vidrio o plástico ámbar para no dejar pasar la luz
- un recipiente para poner al baño María (Pyrex)
- un mini batidor de cocina
- un termómetro de cocina
- una balanza de precisión (de gramos)

También necesitarás comprar algunos ingredientes básicos un poco extraños, pero baratos, que encontrarás en una droguería, en un supermercado bien surtido, en una farmacia o en las tiendas de alimentación saludable:

→

- algunos aceites esenciales y aceites vegetales (véase el apéndice, *páginas 233 y 241)*, arcilla ultra ventilada, cera de abejas blanca o amarilla en escamas, harina de maíz (Maizena), glicerina vegetal, bicarbonato de sodio alimentario y gel de aloe vera.

Advertencia: Muchas recetas de este libro utilizan aceites esenciales. Estos requieren ciertas precauciones de uso. Dirígete al capítulo 6 para obtener más información si eres principiante.

Utilización

Las recetas que presentamos aquí son 100% naturales y muy sencillas, para que puedas realizarlas fácilmente. La mayoría son recetas «minuto» y se deben utilizar inmediatamente después de su preparación (en ese caso, se indica «Para una sola aplicación»). Otras, formuladas sin conservantes, deben guardarse en frascos adecuados y protegidas de la luz, el calor y la humedad para disfrutarlas al máximo (aquí elaborarás cantidades mayores, indicadas en cada ocasión).

Todas las recetas son adecuadas tanto para mujeres como para hombres. ¡Que corra la voz!

Billetera

Los ingredientes de la *slow cosmétique* son en su mayoría baratos. Muchas recetas se hacen con azúcar, miel, aceite de avellana y aceite esencial de lavanda.

Sin embargo, algunos aceites son caros debido a que el rendimiento de las plantas de las que proceden es bajo. Cada receta que se presenta en este libro va acompañada de *símbolos* para que te hagas una idea del precio aproximado de la fórmula según lo descrito.

- = más baratos que los cosméticos de gama media que ofrecen expectativas similares.
- = el mismo precio que los cosméticos de gama media que ofrecen expectativas similares.
- = más caros que los cosméticos de gama media que ofrecen expectativas similares.
- = súper lujo, ¡pero sientan muy bien!

Capítulo 4
Lo básico: limpiar la piel (y el cabello)

Una limpieza diaria de la cara y el cuerpo es un primer paso para una belleza duradera. La limpieza libera a la piel de las impurezas que se acumulan a lo largo del día, así como de posibles restos de maquillaje que pueden impedir que la piel respire. La limpieza es esencial para el resplandor y la salud de la piel. Sin embargo, es importante no lastimar el frágil equilibrio de la película hidrolipídica ni alterar el pH ácido de la piel.

¿Cómo limpiar mi piel todos los días?

Con jabón

El jabón es la primera cosa que viene a la mente cuando se trata de lavar. Por desgracia, la gran mayoría de los jabones disponibles atacan la piel y alteran la película hidrolipídica que la cubre. Los jabones son sustancias completamente alcalinas que rompen el equilibrio ácido del pH de la piel. Por eso no se recomienda lavarse la cara con jabón. Por el contrario, viene muy bien para lavarse las manos o el cuerpo si está muy sucio.

Elegir el jabón adecuado es un verdadero rompecabezas. Incluso los jabones más naturales no son necesariamente suaves para la piel. Por tanto, debemos saberlo y prepararnos para hidratar y proteger la piel inmediatamente después de usar un jabón.

Los jabones recomendados por la *slow cosmétique* son los jabones naturales preparados según el método de saponificación en frío, que es el único que permite que el jabón conserve su parte de glicerina. Este método produce jabones de gran calidad, elaborados a base de ingredientes vegetales a los que se puede añadir una proporción de aceites o mantecas vegetales hidratantes al final del proceso de fabricación. El jabón obtenido se conoce generalmente como *supergraso*, lo que significa que contiene un suplemento de lípidos para suavizar su acción detergente sobre la piel. La palabra *supergraso* en el etiquetado es una primera indicación.

Para que realmente sean respetuosos con la piel, lo ideal es que los jabones supergrasos saponificados en frío no contengan perfumes sintéticos. Sin embargo, pueden estar aromatizados con aceites esenciales (geranio, lavanda, rosa...) o con extractos de plantas aromáticas (frutos rojos, cítricos...). Lee bien las etiquetas y busca la palabra «perfume» o «fragancia» en la lista de ingredientes.

Por desgracia, es muy difícil saber si el jabón se saponificó en frío o si realmente es supergraso. De hecho, a diferencia de otros productos cosméticos, los jabones no siempre tienen una lista completa de ingredientes en sus envases. Ni siquiera nos dicen cuál es su método de producción. Por tanto, debemos confiar en los pequeños productores que puedan demostrar que su proceso de fabricación está bien planificado y que el jabón está enriquecido con ingredientes nobles que lo hacen supergraso. Si vives o visitas el sur y el centro de Francia, los encontrarás. Si no, ve a una tienda de productos orgánicos y elije entre los que sean menos agresivos y menos perfumados para la piel. Si es posible, elije un jabón orgánico certificado. Ten en cuenta que la mayoría de los jabones de arcilla y los de miel o propóleo suelen estar bien hechos. Pero exige un jabón supergraso saponificado en frío *(ver la lista de direcciones, página 245)*.

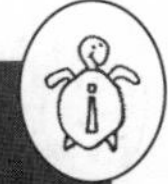

¿Y el jabón de Alepo?

El verdadero jabón de Alepo es un jabón hecho a base de aceite de oliva y aceite de bayas de laurel. A pesar de seguir un método de fabricación muy respetuoso con el medio ambiente y de utilizar ingredientes muy naturales, este jabón no es adecuado para la limpieza facial, ya que, al igual que los jabones convencionales, pierde parte de su glicerina natural y su pH es demasiado alcalino. Por tanto, solo se puede utilizar para el cuerpo y únicamente de vez en cuando.

¿Fabricarse un jabón slow?

La fabricación de jabones caseros es una operación muy delicada que puede ser peligrosa, ya que implica el uso de sosa cáustica, que es corrosiva para la piel. **Realmente, no es recomendable hacer un jabón en casa sin ayuda. Por ello, no damos aquí ninguna receta detallada.** Si te tienta la experiencia, en internet hay muchos blogs especializados donde podrás aprender a hacerlo (véase la lista de direcciones, página 245). Ahí te informarán sobre los materiales necesarios y las precauciones que debes tener.

Algunos ingredientes preferidos para la fase grasa: manteca orgánica de cacao, manteca de karité, aceite orgánico de coco, cera de abejas blanca.

Sosa cáustica: lo más recomendable es mezclar 1 parte de sosa pura en granos (hidróxido de sodio) en un poco menos de 2 partes de agua desmineralizada, siguiendo cuidadosamente las recomendaciones de su droguero.

Si no, para evitar tener que mezclar la sosa con el agua, se puede utilizar una solución acuosa de sosa comercial (hidróxido de sodio diluido al 30% en agua). Ten en cuenta que la cantidad de sosa es muy precisa, así como su concentración en masa (pregunta a tu droguero o en internet).

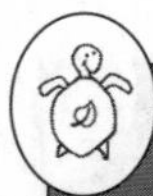

Buenos hábitos slow

- No utilices jabón, ni siquiera natural, para lavarte la cara. Es mejor utilizar geles espumantes sin jabón y seguir las técnicas de limpieza más suaves que se describen más adelante en este capítulo.
- Para el cuerpo es preferiblemente usar jabones hechos de acuerdo con los principios de la saponificación en frío, si es posible super-grasos.
- Es posible hacer jabón casero, pero requiere un poco de destreza y tomar ciertas precauciones importantes. Busca ayuda siguiendo las recetas específicas disponibles en internet o en la droguería. O apúntate a un taller cerca de tu casa (escribe «taller de fabricación de jabón» en internet o mira la lista de direcciones, página 245).

Con un guante de baño o de crin

Limpiar la piel del cuerpo sirve para deshacerse de las pieles muertas y de las impurezas de la superficie. Si frotamos vigorosamente la piel desnuda con un guante de baño húmedo, seremos capaces de producir esta descamación deseada sin utilizar ningún producto detergente. Lo mismo ocurre cuando nos cepillamos el cuerpo con un cepillo suave. Esto es mucho menos agradable que un gel de ducha y resulta más duro para la piel, pero es muy saludable para dejarla completamente lisa. Por tanto, es recomendable «exfoliar» la piel (que es de lo que se trata) con un guante de baño o de crin más o menos una vez a la semana, insistiendo en las zonas más ásperas de los codos, talones y rodillas. *Atención*: los famosos guantes de «kessa» que se venden en las tiendas orientales o en las saunas son muy prácticos, pero ahora se fabrican con materiales acrílicos y, por tanto, no son muy respetuosos con el medio ambiente.

Buenos hábitos slow

- De vez en cuando trata de «lavarte» sin ningún producto. Para ello practica una exfoliación (o *peeling*) del cuerpo con un guante de crin o de baño adaptado y aclárate con agua.
- También puedes cepillarte el cuerpo en seco varias veces a la semana. Esto es beneficioso para la piel y para la silueta, ya que estimula la circulación.

¿Cómo lavarse con un guante sin ningún producto?

Humedece la piel con agua caliente bajo la ducha. Con un guante de baño seco, frota vigorosamente las áreas más rugosas con pequeños movimientos circulares y luego continúa con movimientos más amplios por todo el cuerpo. Enjuágate bien con agua limpia.

Pequeño truco muy slow *para las pieles sensibles:* puede verter sobre el guante seco unas cuantas gotas de aceite vegetal y 4 gotas de aceite esencial de lavanda para conseguir que la sesión de limpieza sea más agradable y suave.

¿Cómo realizar un cepillado del cuerpo?

Opta por un cepillo natural de mango largo que no sea demasiado duro. El cepillado en seco estimula la circulación e ilumina la piel. Lo practicaremos sobre la piel seca, realizando movimientos circulares desde los pies hasta los hombros pasando por los glúteos y el estómago para tonificar la silueta. A continuación, nos enjuagaremos con agua limpia.

¿No te gusta el cepillo? Entonces opta por un guante de crin auténtica, o de pelo de cabra o de algodón.

Con arcilla

Las arcillas, dado que hay muchas, son excelentes agentes limpiadores. Cuando la arcilla está seca, proporciona un polvo mineral que tiene la capacidad de absorber las impurezas y el exceso de grasa al mismo tiempo que proporciona minerales valiosos a la piel. A esto se le llama la facultad de absorción. La arcilla verde es la más detergente, la arcilla blanca es neutra y la rosa y la amarilla son las más suaves. De paso, ten en cuenta también que la arcilla amarilla es ideal para las pieles mixtas y que la arcilla roja o rosa es ideal para las pieles sensibles, pero cuidado, puede manchar la ropa.

Para la limpieza del cuerpo, de la cara y del cabello, la arcilla es un ingrediente muy *slow* que podemos utilizar de diferentes maneras.

Para la cara: Añade a una pequeña cantidad de arcilla unas gotitas de aceite vegetal y emulsiónalo con agua. De esta manera obtendrás una mascarilla muy flexible que te puedes aplicar en la cara durante un par de minutos y después enjuagarla. Puedes emulsionar esta mascarilla directamente sobre el rostro con la punta de los dedos para limpiar la piel a fondo. Sin embargo, no te puedes desmaquillar con arcilla. Mira las recetas que hay a continuación.

Para el cuerpo: Simplemente frota la piel húmeda con arcilla pura y añade un poco de agua con las manos si es necesario. El fino polvo de la arcilla exfolia suavemente el cuerpo y su textura libera la piel de todas las impurezas.

Para el cabello: Aplica sobre el cabello húmedo una pequeña cantidad de arcilla o *rhassoul* (una arcilla marroquí que encontrarás en las tiendas de productos naturales o en las saunas) previamente mezclada con un poco de agua en un recipiente. Aplícate la mascarilla unos instantes antes de masajear el cabello y después enjuágatelo abundantemente. Para suavizar este champú, puedes agregar a la preparación de 5 a 10 gotas de aceite vegetal de argán o de jojoba. Echa un vistazo a las recetas de champú de arcilla que encontrarás a continuación.

Mascarilla limpiadora de arcilla para la cara

Para todo tipo de piel

Para una sola aplicación

En un recipiente de cerámica, vidrio o plástico, mezcla con una espátula o un tenedor de plástico o de madera:

- 1 cucharada sopera de arcilla verde, blanca o amarilla (preferiblemente blanca si tienes acné o la piel muy grasa)
- 1 cucharadita de café de aceite vegetal a elegir
- 2 o 3 cucharaditas de café de agua tibia o de hidrolato de lavanda

Debes obtener una pasta untuosa. Si la pasta no es demasiado homogénea, añade unas gotas de agua y mezcla. Aplica una capa gruesa en la cara y el cuello y masajea bien. Deja reposar unos minutos, si tienes tiempo. Enjuaga bien y seca frotando con una toalla. También puedes hacer esta mascarilla sin aceite vegetal para una limpieza más intensa.

Mascarilla limpiadora de arcilla para el cuerpo

Para todo tipo de piel

Para una sola aplicación

En un recipiente grande de cerámica, vidrio o plástico, mezcla con una espátula o un tenedor de plástico o de madera:

- 4 cucharadas soperas de arcilla verde, blanca o amarilla
- 5 gotas de aceite esencial de lavanda, de árbol de té, de geranio o de cítricos
- un hilito de agua para hacer una pasta que se pueda mezclar con las manos

Frota con la pasta todo el cuerpo humedecido con agua caliente. Enjuaga abundantemente con agua tibia y sécate como de costumbre.

Si la mezcla es demasiado rugosa, agrega al preparado 1 cucharadita de café de aceite de oliva, de almendras dulces o de argán antes de la fricción.

CHAMPÚ DE ARCILLA

Para todo tipo de cabello

Para una sola aplicación

Diluye gradualmente en un vaso (25 cl) de agua caliente:

- 2 cucharadas soperas grandes de arcilla verde o blanca (si tu cabello es graso, mejor utiliza arcilla verde)
- 5 gotas de aceite esencial de lavanda real, ylang-ylang o palo de rosa

Remueve lentamente hasta conseguir un líquido opaco. En la ducha, o mejor aún en el baño, aplica gradualmente sobre el cabello húmedo y masajea durante un rato. Deja reposar 2 minutos y luego enjuaga abundantemente.

Este «champú» limpia perfectamente, pero no deja el cabello suave como los champús habituales que contienen siliconas o agentes antiestáticos (¡aunque el planeta te lo agradecerá!). Es aconsejable utilizar el agua de arcilla alternándola con métodos más convencionales (utilizando champús orgánicos certificados).

BAÑO LIMPIADOR DE ARCILLA

Para todo tipo de piel

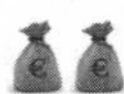

Para una sola aplicación

De vez en cuando toma un baño de arcilla para desintoxicar y limpiar la piel suavemente. Basta con que viertas en el agua caliente de la bañera un bol lleno de arcilla verde con 2 puñaditos de sal de cocina. Para perfumar el baño puedes mezclar previamente la arcilla con 20 gotas de aceite esencial de lavanda real, limón, mirto, geranio o palo de rosa.

Atención: no añadas los aceites esenciales en el agua de arcilla, sino mézclalos en el recipiente con el polvo de arcilla antes de dispersarlo por toda el agua.

Los seguidores más puristas de la *slow cosmétique* se pueden lavar los dientes con arcilla para no utilizar pasta dental. De hecho, los dentífricos orgánicos certificados no contienen productos químicos polémicos para la salud. Si no los encuentras en la tienda, puedes cepillarte los dientes con un poco de arcilla blanca, siguiendo la receta que aparece a continuación.

Pasta de dientes casera de arcilla blanca

Para 1 o 2 cepillados en un solo día

En un pequeño vaso de plástico mezclar con una espátula pequeña:

- 1 cucharadita de café de bicarbonato de sodio
- 1 cucharadita de café de arcilla blanca
- 1 pizca de sal
- 2 gotas de aceite esencial de menta piperita, menta verde o limón, a elegir

Sumerge el cepillo húmedo en el polvo obtenido y cepíllate los dientes como de costumbre. Si durante el cepillado necesitas añadir un poco más, saca un pellizco del polvo del vaso con la punta de los dedos y repártelo sobre el cepillo.

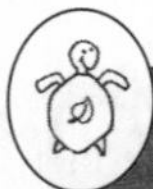

Buenos hábitos slow

- Lavarse tan a menudo como sea posible el rostro, el cuerpo o el pelo con arcilla y agua.
- Hacer mascarillas purificadoras de arcilla verde, blanca, amarilla, roja y rosa para experimentar diversos placeres.
- Probar la arcilla en distintas situaciones para averiguar cuál es la que más te conviene: en la bañera, en la ducha o en el cabello.

Con azúcar o con sal

El azúcar en polvo de tu cocina, ya sea de palma o blanca, es un buen exfoliante por dos razones. Por un lado, los granitos son ideales para eliminar las células muertas de la piel y alisar su superficie con suavidad. Por otra parte, el azúcar contiene una proporción de ácido glicólico que exfolia químicamente la piel cuando se funde en la epidermis. Las cremas exfoliantes para el rostro y el cuerpo hechas a base de azúcar se deben aplicar dos veces por semana como máximo.

Del mismo modo la sal es un exfoliante natural, muy adecuado para la limpieza del cuerpo. Es preferible utilizar sal de Guérande que sal marina industrial, pero se puede emplear cualquiera. Simplemente elige siempre una sal cuyos granos sean redondos y más bien finos. Evita los cristales de sal marina gruesa, ya que son demasiado corrosivos para la piel. El principio es simple: los granos finos exfolian las pieles muertas intensamente y de manera uniforme, mientras que los granos más grandes se adaptan mejor a los peelings más superficiales de grandes áreas del cuerpo (piernas, muslos, espalda). Los beneficios de la sal son muchos: se funde en la piel al contacto con el agua, remineraliza, se conserva muy bien y es muy barata.

Exfoliante facial muy suave de azúcar

Para todo tipo de piel

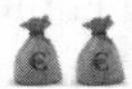

Para una sola aplicación

En un bol mezcla con un tenedor, una cuchara o una espátula:

- 1 buena cucharada sopera de azúcar fina en polvo (moscabada, blanca o de palma superfina)
- 1 cucharada sopera de aceite vegetal a elegir: de oliva, avellanas, nueces de macadamia o argán
- *Opcional:* 2 gotas de aceite esencial de limón o pomelo para aromatizar y aumentar el poder limpiador

Masajea suavemente la mezcla sobre la piel húmeda con movimientos circulares, desde el centro del rostro hacia el exterior. Si la mezcla te parece demasiado abrasiva, agrega un poco de aceite vegetal o un poco de agua caliente con las yemas de los dedos. Enjuaga abundantemente con agua tibia antes de secarte con la toalla.

Exfoliante para el cuerpo con azúcar y sal

Para todo tipo de piel

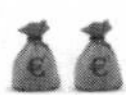

Para una sola aplicación

En un recipiente grande mezcla con ayuda de un tenedor, una cuchara o una espátula:

- 4 cucharadas soperas de azúcar en polvo (blanca o de palma)
- 1 cucharada sopera de sal de Guérande (en granos lo más finos posibles)
- 2 cucharadas soperas de aceite esencial a elegir: oliva, avellanas, almendras dulces, nueces de macadamia o argán
- *Opcional:* 3 gotas de aceite esencial de lavanda, limón, naranja dulce o menta piperita si deseas una sensación de frescor al aplicarlo

Humedece el cuerpo bajo la ducha con agua caliente y después masajea la preparación sobre los codos, rodillas, pies y hombros durante un rato y luego sobre el resto del cuerpo. Si la mezcla no es suficientemente untuosa, puedes añadir un poco de aceite vegetal con las manos si es necesario. Aclara abundantemente con agua tibia antes de secarte con la toalla.

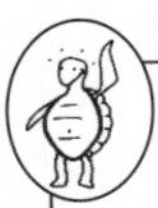

Truco barato para los exfoliantes

Se pueden fabricar exfoliantes para el rostro y el cuerpo con casi todos los polvos vegetales. Piensa, por ejemplo, en el polvo de almendras, el polvo de coco o la harina de avena o de trigo. Para el cuerpo, también son muy recomendables los posos de café. Para el rostro, mezcla siempre 1 cucharada sopera de polvo con 1 cucharada sopera de aceite para conseguir un resultado óptimo.

EXFOLIANTE DE SAL Y LIMÓN PARA LOS PIES Y LAS MANOS

Para todo tipo de piel

Para una sola aplicación

Mezcla en un bol:

- 2 cucharadas soperas de sal fina de cocina
- 1 buena cucharada sopera de aceite vegetal a elegir: oliva, avellanas o almendras dulces
- el zumo de ½ limón
- *Opcional:* 3 gotas de aceite esencial de menta piperita o de menta verde para dar un efecto refrescante a la preparación. Si deseas un efecto relajante, opta por 3 gotas de lavanda real.

Siéntate delante de un barreño o simplemente en la bañera o la ducha, y masajea los pies, los talones y los tobillos en todas las direcciones. Utiliza tanto las palmas como el dorso de las manos para darte el masaje. De esta manera, exfoliarás eficazmente los pies y las manos a la vez.

Atención: si utilizas aceite esencial de menta, evita con sumo cuidado el contacto con la cara. Aclara abundantemente con agua fría para conseguir un efecto de piernas ligeras muy refrescante.

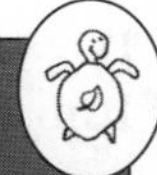

Buenos hábitos slow

- Exfoliar regularmente la piel con azúcar para mezclar con un excipiente como el aceite o los productos lácteos con el fin de conseguir un exfoliante completamente natural.
- Para exfoliar las zonas rugosas del cuerpo puedes utilizar sal marina, pero elígela bien para evitar los granos gordos e irregulares.

Con hidrolatos

Los *hidrolatos* son aguas cargadas ligeramente de aceite esencial. También se las llama «aguas florales». Son el resultado de la destilación al vapor de plantas aromáticas. Al final del proceso de fabricación, el aceite esencial flota en la superficie del agua y se recoge en un frasco. El agua que queda se utiliza por sus virtudes cosméticas muy suaves. Los hidrolatos solo contienen una concentración muy pequeña de esencias aromáticas.

Existen tantos hidrolatos como aceites esenciales. Los hidrolatos tienen exactamente la misma función que el aceite esencial de la planta de la que se extrae, pero en una proporción menor. Así, por ejemplo, el hidrolato de manzanilla es calmante como lo es el aceite esencial, pero su efecto es mucho menos potente.

Se pueden utilizar los hidrolatos para limpiar superficialmente la piel, como utilizamos las lociones tónicas que venden en los comercios. Al ser suavemente perfumados, los hidrolatos son estupendos para la limpieza de la cara ya que respetan el pH de la piel. Para el aseo, elegiremos hidrolatos que tengan propiedades higienizantes (ver más abajo).

Ten en cuenta que no podemos retirar eficazmente el maquillaje utilizando solamente hidrolatos. Para un desmaquillaje completo utilizaremos primero un aceite vegetal para eliminar el maquillaje y después nos pasaremos el hidrolato por el rostro como si fuera una loción tónica. Para más detalles, mira el apartado dedicado a la limpieza del rostro con aceite, página 122.

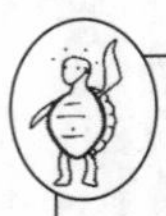

Hidrolatos higienizantes para el rostro

Para las pieles secas o frágiles: manzanilla alemana o matricaria, lavanda real, rosa damascena, azahar o neroli, sándalo, lemongrás, siempreviva (*helichrysum*)...

Para las pieles mixtas o grasas: lavandín, espliego, manzanilla noble, geranio, mirto, romero verbenona, salvia officinalis o sclarea, palmarosa, naranjo amargo, niaulí...

Nota: el agua de aciano y el agua de hammamelis no son hidrolatos propiamente dichos, pero resultan muy adecuados para la limpieza del rostro en todo tipo de piel.

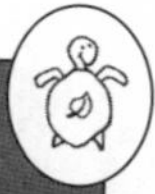

Buenos hábitos slow

- Sustituir a partir de ahora tu loción tónica cosmética por el hidrolato que mejor te convenga y del perfume que te guste.
- Cuando no lleves maquillaje, límpiate la cara con un hidrolato. Basta con empapar un algodón con el hidrolato elegido y pasarlo varias veces sobre el rostro como te pasas la loción. La limpieza está completa cuando el último algodón utilizado permanece limpio después de pasarlo por la piel. Hazlo por la mañana o por la tarde sobre la piel sin maquillar y con algodones orgánicos o toallitas reutilizables.
- Si llevas maquillaje, desmaquíllate antes de utilizar el hidrolato como loción tónica.
- Utiliza también los hidrolatos como ingrediente para los preparados para el rostro o el cuerpo, por ejemplo en lugar del agua que mezclas con la arcilla en las mascarillas descritas anteriormente.

Con productos lácteos

El ácido láctico contenido en los productos lácteos (derivados de la leche de vaca, cabra, oveja o burra) es muy adecuado para una exfoliación suave de la piel. Las fórmulas cosméticas utilizan muy a menudo ácidos similares llamados AHA o alfahidroxiácidos, para aclarar el cutis o exfoliarlo. Sin embargo, el ácido láctico utilizado en cosmética procede generalmente de azúcares de frutas o de remolacha.

Los baños de leche de burra forman parte de la leyenda a través de Cleopatra y su eterna belleza, pero hoy en día se puede utilizar perfectamente la leche para mimarnos naturalmente con gran sencillez. Utilizaremos productos lácteos para el baño, para las mascarillas que aclaran la piel y también para los exfoliantes limpiadores.

MASCARILLA CREMOSA LIMPIADORA Y ACLARANTE

Para todo tipo de piel

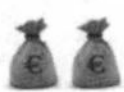

Para una sola aplicación

En un bol mezclar con ayuda de un tenedor:

- 1 cucharada sopera de nata bien espesa (o, en su defecto, de queso blanco)
- 1 cucharadita de café de miel líquida
- 5 gotas de aceite esencial de zanahoria (*Daucus carota*)

Aplícala como una mascarilla sobre el rostro y el cuello y déjala reposar unos 15 minutos. Aclárala con agua y si es necesario con la ayuda de una toalla húmeda. Reaviva el brillo natural de la piel y unifica el tono.
Esta mascarilla es muy apropiada sobre todo para pieles cuya pigmentación es desigual, aunque reaviva el brillo de todas las pieles. También se puede elaborar sin aceite esencial, pero el efecto será entonces simplemente hidratante, ¡que tampoco está nada mal!

EXFOLIANTE DE YOGUR PARA EL ROSTRO

Para todo tipo de piel

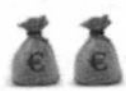

Para una sola aplicación

En un recipiente mezcla con la ayuda de un tenedor:

- ½ yogur natural de leche de vaca, cabra u oveja (unos 50 g)
- 2 cucharadas soperas grandes de azúcar en polvo
- 1 cucharadita de café de miel líquida

Aplica esta mezcla con un masaje circular sobre el rostro y el cuello, insistiendo en la zona T (mentón, nariz y frente). A las pieles grasas les sienta bien añadir un chorro de zumo de limón para desincrustar los puntos negros. Para un resultado óptimo, masajear un rato la cara, sin presionar y hasta que el azúcar se funda. Aclarar después con agua tibia.

EXFOLIANTE DE QUESO BLANCO PARA EL CUERPO

Para todo tipo de piel

Para una sola aplicación

En un recipiente adecuado, mezclar:

- 5 cucharadas soperas de queso blanco (si es posible entero y orgánico)
- 1 cucharada sopera de miel líquida
- 3 cucharadas soperas de azúcar en polvo morena o de palma
- *Opcional:* 5 gotas de aceite esencial de lavanda real, lavandín, geranio o limón a elegi,r para perfumar y añadir poder limpiador a la preparación.

En la ducha o la bañera aplica esta mezcla sobre la piel seca con masajes circulares. Insiste sobre los codos, las rodillas, los talones y los hombros. Aclara abundantemente con agua y sécate.

LECHE DESMAQUILLANTE «MUY FESCA»

Para todo tipo de piel

Para un frasco de unos 200 ml

En una cacerola, hervir durante 5 minutos:

- 1 vasito de leche entera
- 1/3 de pepino pelado y rallado
- 1 cucharadita de café de miel líquida

Dejar enfriar y filtrar para recuperar la leche en un recipiente con boquilla. Con ayuda de un embudo, verter la leche en un frasco de cristal o de plástico (del estilo de una botella de aceite o de sirope). También puede servir una botellita de agua mineral. Desinfecta la botella con un poco de alcohol o vodka antes de introducir la receta. Para desmaquillarte, empapa un algodón con la leche de pepino y pásalo varias veces sobre el rostro. La leche también viene muy bien para los ojos, pero no desmaquilla el rímel resistente al agua. Atención: esta leche se conserva en la nevera durante unos diez días.

LECHE DESMAQUILLANTE «MUY SUAVE»

Para todo tipo de piel

Para unos 200 ml

En una botellita de agua mineral de 33 ml bien limpia y vacía, vierte en este orden:

- 10 cucharadas soperas de gel de aloe vera orgánico (de venta en farmacias o tiendas orgánicas)
- 10 cucharadas soperas de leche entera
- 3 gotas de aceite esencial de lavanda, lavandín o niaulí

Cierra la botella y agítala vigorosamente hasta conseguir una leche muy cremosa.
Utiliza esta leche desmaquillante como una leche normal, con algodón. Cada vez que te vayas a desmaquillar, puedes agitar la botella antes de empapar el algodón. Esta leche también viene bien para los ojos, pero no desmaquilla el rímel resistente al agua. Esta mezcla se conserva unas tres semanas en la nevera.

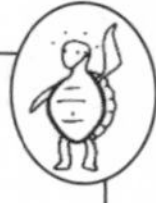

¿Un desmaquillante perfecto?

Estas leches mejoradas retiran superficialmente el maquillaje. Por eso, conviene terminar con un algodón empapado en agua floral para perfeccionar la limpieza. Si llevas mucho maquillaje, será mejor que optes por un desmaquillante de aceite (ver página 122).

Leche de baño de aceites esenciales

Para todo tipo de piel

Para un solo baño

En una ensaladera, mezclar con un batidor:

- ½ vaso de leche entera
- 1 brick de nata líquida o espesa (125 ml)
- 15 gotas de aceite esencial a elegir entre: lavanda real, lavandín, geranio, niaulí, neroli, naranjo amargo, lemongrás o limón. Puedes mezclarlos, pero no sobrepases las 15 gotas.

Añade esta preparación al agua caliente del baño y remuévela para que se mezcle bien. Puedes disfrutar como Cleopatra de este baño higienizante y relajante durante unos veinte minutos. Tu piel quedará suave y sedosa.

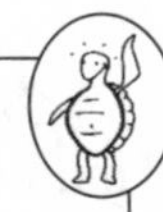

¿Leche en polvo para un baño aromático?

La leche en polvo es un dispersante muy práctico para mezclar los aceites esenciales en el agua de la bañera. No tiene realmente propiedades limpiadoras, pero es muy agradable relajarse en ella un momento antes de aclararse.

POLVO DE BAÑO CON LECHE Y ACEITES ESENCIALES

Para todo tipo de piel

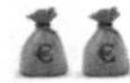

Para una sola aplicación

Mientras se llena la bañera, mezcla en un bol:

- 4 o 5 cucharadas soperas de leche en polvo
- 15 gotas de aceite esencial de lavanda, lavandín o naranjo amargo
- 5 gotas de esencia de mandarina

Te costará un poco repartir uniformemente los aceites en el polvo, pero es bueno remover bien la preparación en seco con un tenedor antes de echarlo sobre el agua del baño. Agita el agua con las manos antes de entrar en la bañera.

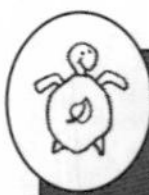

Buenos hábitos slow

- Incluir leche y nata en tus sesiones de limpieza.
- Utilizar leche en polvo para tomar un baño con aceites esenciales.
- El yogur o el queso blanco son las bases ideales para un exfoliante «rápido» de azúcar que debe utilizarse inmediatamente.

Desmaquillarse con aceite

¿Sabías que los comediantes del siglo XIX se desmaquillaban con mantequilla o con manteca de cerdo después del espectáculo? Loa cuerpos grasos son una verdadera maravilla para retirar los maquillajes más tenaces, ya que la mayoría también son cuerpos lipídicos. Desmaquillarse con aceite es un hábito obligado que merece la pena seguir. Todas las pieles agradecen ser desmaquilladas con aceite siempre y cuando sepamos cómo hacerlo y qué aceite utilizar.

El principio es sencillo: se humedece una esponjita o un algodón con agua, se escurre bien y se empapa luego con aceite vegetal. Después pasamos la esponja o el algodón a conciencia por el rostro, los ojos y la boca. El maquillaje desaparecerá completamente después de varias pasadas. Si lo queremos hacer todavía más *slow*, también podemos emulsionarlo con la punta de los dedos humedecidas en aceite vegetal sobre el rostro maquillado, antes de retirar los residuos con una toallita desmaquillante reutilizable.

Una vez desmaquillado, no te olvides de pasar por el rostro un algodón empapado en un hidrolato (agua floral) para perfeccionar la limpieza y retirar los restos de aceite que puedan dejar una sensación grasa sobre la piel.

Con este método el desmaquillaje se convierte en una limpieza, ya que el aceite vegetal utilizado es muy suave y restaura la película hidrolipídica.

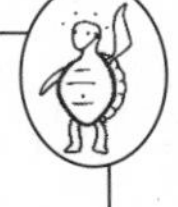

Aceites vegetales apropiados para desmaquillarse con aceite

- **Los más baratos:** Almendras dulces, nueces de albaricoque, oliva, nueces de macadamia, sésamo y avellana.
- **Los más lujosos:** Jojoba y argán.

Puedes alternar los aceites vegetales utilizados para el desmaquillaje, o mezclarlos entre sí. Todos son apropiados para desmaquillar los ojos y el rímel resistente al agua.

Atención: No mezcles jamás un aceite esencial con un aceite vegetal destinado a desmaquillar los ojos.

Para elegir el hidrolato o agua floral que mejor te convenga después del maquillaje, lee el apartado de los hidrolatos de la página 115.

Unas palabras sobre la técnica del *layering* (desmaquillaje y limpieza a la japonesa)

En Japón las mujeres han adoptado un protocolo de limpieza del rostro casi completo que consiste en desmaquillarse por etapas sucesivas antes de lavarse la piel con un *serum* y una crema o leche hidratante.

La técnica se llama *layering* y se detalla en general como sigue:

- **Desmaquillaje de aceite:** Se aplica el aceite por toda la mano y se emulsiona con la punta de los dedos para eliminar los restos grasos del maquillaje. Se retira después con una toalla mojada con agua tibia o con un guante de baño. (Por la mañana, pasar directamente al siguiente paso, ya que la fase desmaquillante vale para una limpieza al final del día.)
- **Jabón:** Se enjabona la cara con agua y jabón (sólido o líquido, preferiblemente adaptado al pH de la piel). Se retira con agua limpia.
- **Tónico o loción:** Se aplica una loción tónica con un algodón o con la mano. Se seca con un pañuelo dejando la piel húmeda.
- **Hidratación:** Se aplica una leche o *serum* hidratante para restablecer la barrera cutánea. Este *serum* puede ser activo si se desea atenuar las manchas.
- **Tratamiento:** Se aplican los tratamientos para los ojos y el rostro. Se procede a maquillar si es necesario (por la mañana o antes de salir).

Esta técnica es evidentemente muy *slow*, porque es «lenta», pero, ¿qué pasa con esta sucesión de productos cosméticos? El *layering* puede ser *slow* y muy beneficioso para la piel si se practica con productos naturales. En cuanto a su impacto medioambiental, intentaremos utilizar los menos productos posibles.

Te resultará muy fácil adoptar esta técnica si has entendido la importancia de los aceites vegetales (ver el capítulo 5):

- **Desmaquillaje** de aceite vegetal (ver el aceite que más te convenga, ya descritos con anterioridad).

- **Jabón** suave supergraso emulsionado en frío o gel sin jabón orgánico certificado.
- **Hidrolato** adecuado para tu tipo de piel (la manzanilla y la lavanda son adecuados para todos).
- **Aplicar** un aceite hidratante no graso (jojoba, nueces de macadamia, nueces de albaricoque o una mezcla, ver capítulo 5).
- **Tratamiento**: Aquí, los seguidores de la *slow* aplican únicamente una crema orgánica. También debemos evitar caer en la trampa de los tratamientos múltiples para ojos, labios, etc., que recomiendan sobre todo las cajas registradoras de las perfumerías.

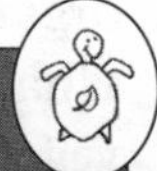

Buenos hábitos slow

- ¡Desmaquillarse con aceite! Desmaquillarse con cuerpos grasos permite hacer una limpieza profunda de todo tipo de maquillaje y de las impurezas de la cara. ¡Incluidos los ojos y el rímel resistente al agua!
- Se puede aplicar el aceite desmaquillante con un algodón o una esponja húmeda, pero también puedes emulsionar el aceite con los dedos antes de enjuagar.
- Termina siempre tu desmaquillaje con aceite aplicando una loción o hidrolato para perfeccionar la limpieza facial.

¿Y el gel de ducha? ¿Y el champú?

Como sabes, los geles de ducha y los champús no son realmente productos que se puedan describir como «slow». De hecho, las fórmulas cosméticas de geles de ducha convencionales son, probablemente, lo peor que hay. Agua, siliconas y polímeros para espesar, tensioactivos químicos para hacer que el producto sea detergente, perfumes y conservantes. Esta es la fórmula típica del gel de ducha y del champú comercial. ¡Y lo tiramos todos los días por las alcantarillas! ¡No es muy ecológico!

No obstante, hay que reconocer que es muy agradable y muy útil usar un gel de ducha o champú en nuestro aseo. Por consiguiente, los seguidores de la *slow cosmétique* se preocupan por elegir sus productos con conocimiento de causa. La forma más fácil es confiar en los sellos orgánicos y ecológicos que aparecen en los productos. Cada sello es diferente, pero todos los sellos reconocidos constituyen una garantía de que no encontraremos en la fórmula ingredientes químicos pesados o potencialmente tóxicos para la piel o el planeta. Consulta la sección de este libro dedicada a los sellos orgánicos (ver página 77) para elegir bien en la tienda.

Con un espíritu slow, es mejor adoptar una base limpiadora neutra orgánica certificada y apta tanto para el cuerpo como para el cabello. Una base limpiadora neutra está formulada con tensioactivos suaves y vegetales. Se encuentran en tiendas de alimentos naturales o en internet, de marcas como: Melvita, Cattier, BIOsecure, Coslys y en las páginas de internet de Aromazone y de Huiles et Sens.

Ventaja: Las bases limpiadoras neutras se pueden personalizar al gusto de cada uno. De hecho, puedes añadirles una pequeña cantidad de aceite vegetal (para hacerlas más hidratantes) o de aceites esenciales (para que sean más activas).

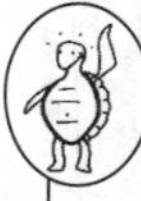

¿El mismo producto para el cuerpo y el cabello?

Pocos consumidores lo saben, pero un champú y un gel de ducha se diferencian por muy pocos ingredientes. Los geles de ducha, al igual que los champús, son detergentes suaves formulados a base de agua o de espesantes y tensioactivos. Para dar más volumen al cabello y luchar contra la electricidad estática, los champús contienen además siliconas que recubren el cabello y otros agentes antiestáticos. La única diferencia real es esa; el resto es una cuestión de perfumes, texturas y alegatos del *marketing*.

Como consumidores precavidos, podremos dar más importancia a las bases limpiadoras neutras orgánicas certificadas que existen en el mercado para lavar el cuerpo y el cabello con el mayor respeto por el medio ambiente, la piel... ¡y nuestro bolsillo!

Gel limpiador para el cuerpo y el cabello

Para todo tipo de pieles, incluso las más sensibles

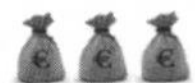

Para unos 500 ml

En una botella de 500 ml de base limpiadora neutra orgánica certificada (comprada en una tienda de productos orgánicos, en la farmacia o en internet) añadir:

- 1 cucharada sopera de aceite vegetal de argán
- 60 gotas de aceite esencial de lavanda real (*Lavandula angustifolia*)
- 10 gotas de aceite esencial de tanaceto o de manzanilla alemana (matricaria)

Agitar bien y dejar reposar un día antes de usarlo sobre el cuerpo o el cabello. ¿El gel se ha puesto de color verde esmeralda? Es normal, porque los aceites esenciales de tanaceto y de matricaria son ricos en camazuleno, una molécula relajante que los vuelve azules.
Puedes proceder de la misma manera con todos los aceites vegetales y todos los aceites esenciales no agresivos para la piel. Por razones de seguridad, no sobrepases las 70 gotas en total de aceites esenciales por 500 ml de producto.
Para las pieles y los cabellos grasos, elige, por ejemplo, el romero verberona, niaulí o lavandín. *Para las pieles y los cabellos secos o normales,* descubre los beneficios del ylang-ylang, del naranjo amargo o de la naranja dulce.

Por desgracia, los acondicionadores no son mucho mejores que los geles de ducha y los champús. A menudo contienen más siliconas para recubrir o alisar para el pelo, y muchos agentes sintéticos de todo tipo. Un hábito muy *slow* consiste en aclarar el cabello con la siguiente agua de enjuague con vinagre para darle brillo y suavidad. No temas; el vinagre bien utilizado y bien seleccionado no da olor al pelo y no lo deja pegajoso. Al contrario, reduce el efecto del agua dura y restaura la vitalidad y el brillo del cabello.

ENJUAGUE DE VINAGRE «BRILLANTÍSIMO»

Para todo tipo de cabello

Para 1 litro aproximadamente, es decir, 2-3 enjuagues

En una cacerola hervir un poco menos de 1 litro de agua mineral y luego retirar del fuego y añadir inmediatamente:

- 1 buen puñado de flores de manzanilla secas (pelo rubio o castaño) o romero seco (todo tipo de cabello)
- 3 cucharadas soperas de vinagre orgánico (sidra, manzana, miel...)
- *Opcional:* 2 rodajas de limón si tienes el cabello más graso (esto hará que el agua sea más depurativa)

Tapa la cacerola y deja macerar 4 horas. Después, cuela la mezcla y viértela en una botella (tipo botella de agua mineral de plástico o de vidrio). La mezcla se puede conservar en la nevera unas dos semanas y se utiliza como un enjuague final sobre el cabello previamente aclarado con agua limpia. Se aplica generosamente y a continuación se escurre el pelo antes de secarlo y peinarlo.

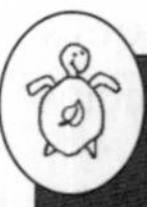

Buenos hábitos slow

- Comprar solo los geles de ducha y champús orgánicos certificados, ya que son los únicos que garantizan la ausencia de ingredientes potencialmente dañinos para la piel y especialmente para el planeta.
- Saber que se puede utilizar sin ningún tipo de riesgo champú en vez de gel de ducha y viceversa. De hecho no hay mucha diferencia entre la fórmula de un gel de ducha y la de un champú.
- Para el lavado optar por buenas bases neutras orgánicas certificadas, que permiten personalizar la ducha o el champú con aceites vegetales o aceites esenciales.

Para más recetas para el cabello, consulta también las páginas 183 a 189 del capítulo 6.

Un lavado todavía más slow: la saponaria y la madera de Panamá

Si eres un verdadero seguidor del retorno a lo natural puro y duro en lo que respecta a tus cuidados cosméticos, te gustará utilizar detergentes 100% naturales, tanto para el aseo de la piel como del pelo. La saponaria y la madera de Panamá son plantas que contienen agentes espumantes y detergentes, razón por la cual han sido utilizadas para lavarse por las antiguas civilizaciones durante muchos años.

La madera de Panamá (*Quillaja saponaria*) crece en América del Sur y contiene saponinas, que hacen que sea un jabón natural. Se utilizan la corteza o las virutas de la madera en infusión para obtener un detergente adecuado para lavar el cabello de todo tipo.

La hierba de jabón o saponaria (*Saponaria officinalis*) es una planta europea cuya raíz se pueden utilizar fresca o seca para hacer una decocción. Después de 10 minutos de ebullición el agua de saponaria se puede enfriar y filtrar para obtener un líquido ligeramente espumante adaptado para lavarse el cuerpo o el pelo.

Agua de lavado de madera de Panamá

Cabello normal, graso o grueso

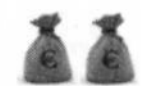

Para 250 ml aproximadamente

En una botella pequeña de agua mineral vacía y bien limpia (33 cl) o en una botella de plástico color ámbar (tipo botella de jarabe) verter sucesivamente:

- 35 g de corteza de madera de Panamá (en herbolarios o internet)
- 12 cucharadas soperas de hidrolato de romero o salvia
- 12 cucharadas soperas de agua mineral
- 1 cucharada sopera de arcilla verde o *rhassoul* (arcilla marroquí disponible en las tiendas orgánicas)
- 10 gotas de aceite esencial de limón, lima o lavanda real a elegir

Mezcla bien agitando la botella cerrada y déjala macerar en la nevera durante 24 horas aproximadamente. Agita regularmente la preparación durante ese tiempo.

Al día siguiente fíltrala con un filtro de café o un colador muy fino. Trasvasa el agua a la botella.

El agua obtenida lava y hace una ligera espuma cuando se masajea sobre la piel o el cabello. Si la mantienes en la nevera, podrás utilizarla durante la semana siguiente a su preparación.

Para más recetas para el cabello, consulta también el capítulo 6, páginas 183-189.

Ficha *slow* n.º 2

¿CÓMO LIMPIAR MI PIEL Y MI CABELLO?

El aseo matinal

Esto es slow	*Esto no es slow*
Cada mañana, pasarse un poco de agua fresca sobre el rostro para reavivar los rasgos y el brillo de la piel.	Al despertarse, ir directos a la máquina de café o al cigarrillo.
Lavarse el rostro con un poco de arcilla y agua, o con un gel espumante 100% natural u orgánico.	Lavarse el rostro con un jabón comercial.
Tonificar el rostro con un algodón empapado en hidrolato de lavanda, rosa, manzanilla o del que apetezca ese día.	Tonificar el rostro con una loción con alcohol o saltarse el paso de la loción para ir más rápido.
Darse una ducha y frotarse con un guante de baño o de crin, con un poco de arcilla, con un exfoliante hecho en casa o con un gel de ducha orgánico certificado.	Darse una ducha con uno de los diez geles de ducha químicos que hemos comprado, porque olían fenomenal.
Aclararse y terminar con un chorro de agua fría en las piernas, de abajo arriba, para activar la circulación.	Aclararse dejando correr el agua muy caliente durante tanto tiempo como nos lo permita el calentador.

El desmaquillaje de la tarde (o de la mañana)

Esto es slow	*Esto no es* slow
Emulsionar sobre el rostro un aceite vegetal muy dulce para retirar la base de maquillaje, los polvos, el carmín o el rímel.	Utilizar una loción a base de derivados del petróleo para los ojos y la boca, y después una espuma o leche desmaquillante atiborrada de conservantes.
Retirar concienzudamente el maquillaje con ayuda de discos de algodón orgánicos o con toallitas desmaquillantes reciclables.	Retirar el maquillaje con decenas de algodones o toallitas desmaquillantes que tiraremos después a la basura.
Perfeccionar el desmaquillaje con un agua florar (hidrolato).	Seguir paso a paso el modo de empleo de las dos o tres últimas lociones que hemos comprado porque una famosa dice que son buenas.

El lavado del cabello

Esto es slow	*Esto no es* slow
Utilizar un champú orgánico o una base lavante neutra a la que se añade un poco de aceite vegetal o de aceite esencial para hacer un champú tratante.	Utilizar el champú que estaba de promoción o que se ha visto en los anuncios de la tele sin leer la lista de ingredientes sintéticos que hay en la etiqueta.
De vez en cuando, aplicar sobre el cabello un aceite vegetal o un bálsamo natural para hidratarlo o repararlo si es necesario.	Multiplicar los productos de belleza para el cabello, desde la mascarilla llena de petróleo a la espuma fijadora de alcohol pasando por el champú perfumado a las fresas de gominola.
Si se tiene tiempo o ganas, hacerlo de forma natural y lavarse el pelo con arcilla o con agua de saponaria o de polvo de madera de Panamá.	Estar siempre al acecho del champú milagroso, cambiarlo constantemente y pagar el precio más caro.

Capítulo 5
Lo diario: hidratar y proteger la piel

¿CÓMO HIDRATAR LA PIEL *A DIARIO*?

La hidratación corresponde al contenido de agua de las capas superficiales y profundas de la piel. Para tenerla bien hidratada, el primer paso fundamental es alimentarse correctamente y beber suficiente agua. De hecho, es imposible hacer que penetren agua o elementos hidrófilos en la piel mediante la aplicación de un producto. La piel es una barrera impenetrable y así debe seguir siendo.

Los cosméticos llamados *hidratantes* son en realidad cosméticos capaces de limitar la pérdida natural de agua de la piel. Lo hacen de diferentes maneras. Pueden depositar una película sobre la piel con el fin de limitar la evaporación del agua que tiene lugar en la superficie o mejorar la calidad del cemento intercelular de la piel con lípidos complejos. Si tu crema es hidratante, esto se debe a sus compuestos lipídicos y no al agua que contiene.

Una vez establecida esta premisa, comprenderemos fácilmente que **los aceites vegetales son maravillosos hidratantes**. Los aceites vegetales tienen una afinidad muy grande con la piel para penetrarla bien. La mayoría de las cremas hidratantes son ricas en ácidos grasos complejos, capaces de colarse a través de la capa córnea y mejorar la calidad del cemento intercelular. Una vez aplicados sobre la piel, los aceites vegetales la «alimentan» literalmente colmándola de ácidos grasos esenciales (omega 3, 6 y 9), antioxidantes y vitaminas A, D, E y, a veces, K. Algunos aceites vegetales también son capaces de restaurar la calidad de la película hidrolipídica y regular el flujo de sebo, lo que permite que la piel esté completamente protegida.

Hidratar mi piel con aceite vegetal

¿Crees que los aceites vegetales son demasiado grasos para ser aplicados puros sobre tu piel? ¡Te equivocas! Solo tienes que aprender a ponértelos correctamente. El aceite vegetal es fácil de aplicar cuando se calienta una pequeña cantidad en las palmas de las manos antes de masajear la cara o el cuerpo. Procediendo de esta manera, repartiremos la cantidad justa de aceite sobre la piel, que quedará suave y sedosa después de 1 o 2 minutos. Incluso se puede maquillar el rostro después. Por supuesto, algunos aceites vegetales son menos grasos que otros y son más adecuados para las pieles mixtas o son mejores bases para el maquillaje. La clave está en saber escogerlos en función de nuestras propias necesidades.

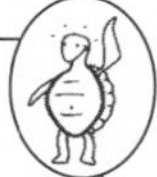

¿Qué aceite utilizar como crema hidratante?

No temas, todos los aceites vegetales mencionados en este libro son buenos hidratantes. Puedes comprarlos de calidad cosmética o alimentaria en todas las tiendas orgánicas dignas de ese nombre. Así que elige solo aceites vírgenes u orgánicos de primera presión en frío. Esto debe estar indicado en la etiqueta.

En caso de duda o de un tipo de piel muy específico, opta por el aceite de jojoba. Es adecuado para las pieles grasas, ya que su textura es seca, pero también calma e hidrata perfectamente a las pieles más delicadas. Cuando se utiliza puro, sin aceite esencial, es el hidratante universal que todo seguidor de la *slow cosmétique* debería tener en casa.

Para seleccionar el aceite adecuado para tu tipo de piel y tu objetivo de belleza, consulta las siguientes recetas o echa un vistazo a nuestra lista completa de aceites vegetales con sus indicaciones al final del libro (ver página 233).

Serum hidratante para el rostro

Para pieles mixtas y grasas

Para unos 30 ml de serum

En un frasco de vidrio ámbar de 30 ml (en farmacias), vierte sucesivamente con la ayuda de un pequeño embudo:

- 3 cucharadas soperas de aceite de jojoba
- 1 cuchara sopera grande de aceite de avellana (si eres alérgico a los frutos secos, utiliza aceite de nueces de albaricoque)
- 5 gotas de aceite esencial a elegir entre lavanda real, lavandín, zanahoria, romero verbenona, niaulí o geranio (puedes dividir las 5 gotas entre los diferentes aceites esenciales de la lista)

Aplica unas gotas de este *serum* seborregulador por la mañana y por la noche sobre el rostro limpio. Masajea uniformemente todo el rostro con las manos y deja que penetre de 1 a 2 minutos antes de proceder a maquillarte, si es el caso.

Recuerda: Todas nuestras recetas son válidas tanto para hombres como para mujeres. Esto es ideal para los hombres que buscan un buen cuidado para después del afeitado.

Este aceite se conserva durante seis meses aproximadamente si se preserva del calor, el aire y la luz.

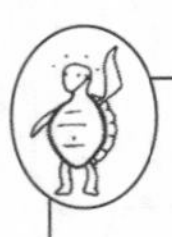

¿El aceite *provoca la aparición de granos?*

¡No! A menudo pensamos (erróneamente) que cuando nos aplicamos una sustancia grasa en la piel corremos el riesgo de que nos salgan espinillas. Esto puede ser cierto si esa sustancia obstruye los poros y es comedogénica. Este es el caso, por ejemplo, de lo que ocurre con los aceites minerales que no penetran en la piel.

Pero si hablamos de aceites vegetales, esto es absolutamente falso. Los que son de buena calidad penetran colándose a través del cemento intercelular de la piel, que es en sí misma de naturaleza lipídica. De hecho, todo depende de aplicación y la elección del aceite. Solo unos pocos aceites vegetales pueden ser comedogénicos y por tanto no son adecuados para la piel grasa. Se trata de los de almendras dulces, germen de trigo, ricino, árnica, caléndula, coco y, en menor medida, de macadamia. Si tienes la piel grasa, debes saber que la aplicación de jojoba hará a largo plazo que tu piel sea menos grasa, ya que disminuirá la producción sebácea debido a que tu piel se saturará diariamente de la famosa «grasa vegetal».

¿Tienes desgraciadamente la cara llena de espinillas? Revisa su procedimiento de limpieza y adapta tu alimentación.

Suero hidratante calmante para el rostro

Para pieles muy secas y atópicas

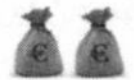

Para unos 30 ml de suero

En un frasco de vidrio ámbar de 30 ml (en farmacias), verter sucesivamente con la ayuda de un pequeño embudo:

- 3 cucharadas soperas de aceite de borraja
- 1 buena cucharada sopera de aceite de caléndula
- 4 gotas de aceite esencial a elegir entre manzanilla noble, manzanilla alemana (matricaria), naranjo amargo o ylangylang (puedes dividir las 4 gotas entre los diferentes aceites esenciales de la lista).

Por la mañana y por la noche masajea uniformemente todo el rostro con las manos y deja que penetre de 1 a 2 minutos antes de pasar al maquillaje.
Este aceite se conserva aproximadamente seis meses si se preserva del calor, el aire y la luz.

Suero hidratante reafirmante para el rostro

Para pieles maduras

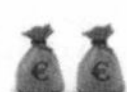

Para unos 30 ml de suero

En un frasco de vidrio ámbar de 30 ml (en farmacias), vierte sucesivamente con la ayuda de un pequeño embudo:

- 3 cucharadas soperas de aceite de argán
- 1 buena cucharada sopera de aceite de rosa mosqueta
- 5 gotas de aceite esencial a elegir entre jara de Córcega, geranio de Egipto o rosa damascena (si tu bolsillo lo permite). Puedes dividir las 5 gotas entre los diferentes aceites esenciales de la lista.

Por la mañana y por la noche masajea uniformemente todo el rostro con las manos. No te olvides del cuello si tiene signos del en-

vejecimiento. Deja que penetre de 1 a 2 minutos antes de pasar a maquillarte.
Este aceite se conserva aproximadamente 6 meses si se preserva del calor, el aire y la luz.

¿Cómo aplicar un aceite en la cara?

Este método vale para todos los aceites o mezclas de aceites y te asegura una buena penetración para que no tengas la sensación de que tu piel se queda grasa.

Échate en las manos 3 o 4 gotas de aceite (aromatizado o no). Frota las palmas una contra la otra para calentar el aceite. Aplica las palmas de las manos sobre el rostro y masajéalo desde el interior hacia el exterior. No te olvides del cuello y del escote.

Ten en cuenta que el masaje facial diario con un aceite vegetal ligeramente aromatizado es un secreto de juventud muy *slow*. ¡Y también es un verdadero placer!

Sin darnos cuenta, al masajear la cara con las palmas de las manos, fortalecemos los rasgos faciales y estimulamos la microcirculación sanguínea. Esto reaviva la luminosidad de la tez y aporta un suplemento de oxígeno y nutrientes a la piel.

Dedica 2 minutos al día para masajearte la cara. Utiliza siempre la palma de la mano en lugar de los dedos. Imagina una línea central en el medio de la cara y alisa los rasgos hacia los lados (ilustración 1). Luego masajea las mejillas y los mofletes deslizando las manos desde la mandíbula hasta los pómulos (ilustración 2). Termina siempre tus movimientos pasando las manos por los laterales, delante de las orejas, y realiza un alisado hacia abajo y hacia la base de la nuca (ilustración 3).

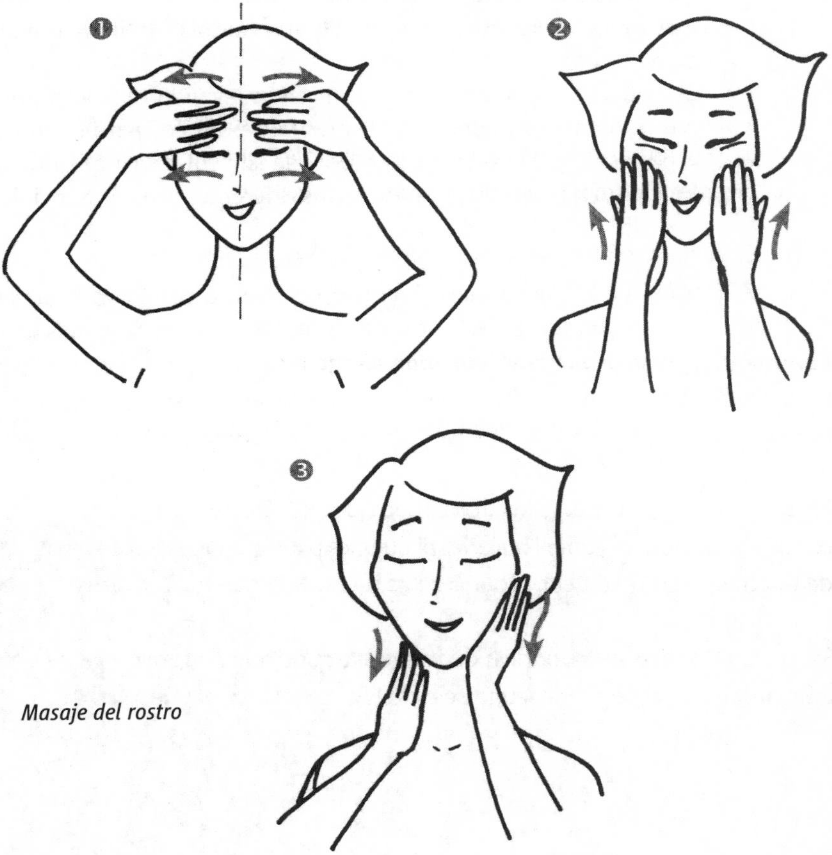

Masaje del rostro

ACEITE HIDRATANTE Y SEDOSO PARA EL CUERPO

Para todo lo tipo de pieles

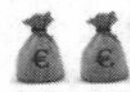

Para 100 ml de aceite

En un frasco de vidrio o de plástico de color ámbar de 100 ml (tipo botella de jarabe, de venta en farmacias) vierte sucesivamente con la ayuda de un pequeño embudo:

- 5 cucharadas soperas de aceite de jojoba
- 5 cucharadas soperas de aceite de macadamia, avellana o nuez de albaricoque
- 20 gotas de aceite esencial a elegir entre lavanda real, lavandín, naranjo amargo, lemongrás, naranja o pomelo (pero evita las especies de cítricos en verano porque son fotosensibilizantes). Puedes dividir las 20 gotas entre los diferentes aceites esenciales de la lista.

Después de la ducha masajéate todo el cuerpo con las palmas de las manos con unas pocas gotas de este suave aceite. Si te masajeas bien, te puedes vestir inmediatamente después secándote mediante golpecitos con una toalla de baño.
Este aceite se conserva aproximadamente 6 meses si se preserva del calor, el aire y la luz.

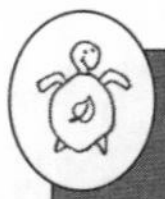

Buenos hábitos slow

- Utilizar aceites para tus cuidados hidratantes. Todos los aceites vegetales hidratan a la perfección, por lo que podemos masajear la cara con aceite sin ningún problema en lugar de con nuestra crema hidratante habitual.
- Tanto los hombres como las mujeres pueden darse masajes en la cara con un aceite hidratante adecuado a su tipo de piel.
- Mezclar los aceites vegetales entre sí para conseguir un cuidado facial o corporal personalizado. Aromatizar al gusto con una pequeña dosis de aceites esenciales, tanto para perfumar como por las propiedades directas del aceite.
- Masajearse tan a menudo como sea posible, ya que es beneficioso para la piel. Darse masajes en la cara durante por lo menos 2 minutos todos los días.

¿Cómo elegir el aceite adecuado?

Aunque no tengas un euro, puedes mimarte con un aceite vegetal. ¡Incluso el aceite de oliva puede servir! De hecho, podemos usar algunos aceites alimentarios para los tratamientos cosméticos. No obstante, a veces son menos agradables de utilizar que otros aceites vegetales más adecuados para estos procedimientos.

Para los tratamientos de belleza, simplemente asegúrate de seleccionar aceites vegetales que sean respetuosos con el medio ambiente y que proporcionen realmente una plusvalía a la piel gracias a los ácidos grasos que contienen. Consulta la lista completa de los aceites vegetales al final de este libro (página 233) para descubrir las composiciones de los aceites y sus propiedades.

Si es posible, compra aceites vegetales de calidad orgánica y, por tanto, necesariamente «virgen». Este calificador preciso significa que el aceite ha sido prensado en frío, no ha sido aclarado por medios físicos o mecánicos y no ha sido refinado químicamente. La información de las etiquetas es importante también, porque, a pesar de que diga «aceite natural» o «aceite no refinado», puede haber sido prensado en caliente por razones comerciales. En este caso el producto final no es tan rico en nutrientes. Un buen criterio para comprarlo es que el aceite esté certificado orgánico o que sea virgen.

Revisa siempre la lista de ingredientes de un aceite vegetal. Debe contener solo el nombre en latín de la planta (ver la lista de aceites en el apéndice de la página 233) y quizá algo de vitamina E. ¡Nada más!

Los aceites vegetales de calidad son 100% puros y naturales, no esterificados ni refinados, y preferiblemente orgánicos certificados. La *slow cosmétique* aboga por el uso de aceites vegetales obtenidos por el método de prensado en frío, modo de extracción exclusivamente mecánico que preserva todo el contenido de ácidos grasos esenciales y antioxidantes naturales, y que por tanto no requiere aditivos. Una primera presión proporciona un verdadero «jugo» oleaginoso. Se presionan las semillas o los frutos en frío o en caliente para obtener el aceite.

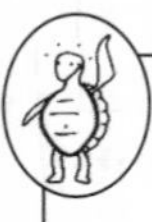

¿Aceite vegetal, aceite esencial o macerado?

No hay que confundir los aceites vegetales (colza, argán, avellanas...) con los aceites esenciales. Estos últimos no son «jugos grasos». Son esencias aromáticas líquidas llamadas aceites porque se mezclan bien con los cuerpos grasos, pero no contienen lípidos.

También se designan con el término «aceite vegetal» o «macerado» los aceites obtenidos por la maceración de plantas en aceite. Estos aceites no son el resultado de una presión mecánica. En el proceso de la maceración, las plantas se sumergen en aceite neutro y liberan sus activos (vitaminas, polifenoles, flavonoides...). Después de un tiempo suficientemente largo, se filtran para obtener un macerado oleaginoso. Este es el proceso que se utiliza para el aceite de caléndula (maceración de flores de caléndula) o para el aceite de hipérico. En este caso, la lista de ingredientes indica el nombre de dos plantas: la planta activa (caléndula...) y el aceite en el que se ha macerado (generalmente girasol).

Hidratar la piel con crema cosmética

Lo primero que se nos ocurre cuando escuchamos la palabra «hidratación» es pasarnos una crema por la piel. Desde la crema más ligera a la más rica, todas ellas son emulsiones. Como una mayonesa, mezclan hábilmente una fase acuosa (el agua) con una fase oleosa (los cuerpos grasos). Ya hemos visto que son estos cuerpos grasos los que hidratan la piel, y que los cuerpos acuosos sirven sobre todo para darle una buena consistencia a la crema. Por tanto, es importante elegir una crema cuyos componentes lipídicos se adecúen bien a la piel. Debemos preferir las cremas que contengan una buena proporción de aceites o mantecas vegetales.

Actualmente elegir una crema hidratante es un verdadero dolor de cabeza, ya que la oferta es inmensa. Y, sin embargo, su efecto es casi siempre el mismo: hidratar la superficie y reavivar la luminosidad de la piel. A veces una crema de 5 euros puede dar los mismos resultados que una crema de lujo de 150 euros. Más que su contenido es el *marketing* lo que pone precio al producto. Lo que difiere, sin embargo, es la textura. Una crema rica y espesa es más adecuada para las pieles secas. Una crema fluida que penetra rápidamente es ideal para pieles mixtas o grasas.

Si eres slow solo utilizas cremas cuyas composiciones sean naturales y ecológicas. Sin embargo, ten cuidado de no dejarte engañar por los *slogans* del *marketing* de los envases que utilizan las palabras «vegetal» o «natural» a tutiplén. Si no tienes los conocimientos suficientes para descifrar la lista de ingredientes que menciona el envase, tendrás que confiar en los sellos. Los sellos orgánicos son la única garantía actual de no encontrar en la codiciada crema ingredientes perjudiciales para el planeta o para la piel. Consulta la sección de este libro dedicada a los sellos orgánicos (ver página 77) para elegir bien cuando estés frente a los estantes de la tienda.

Si te gusta cocinar, puedes preparar tu propia crema hidratante en casa. Para esto se necesitan unos cuantos materiales y algunos ingredientes específicos que facilitan la emulsión. Hay una gran cantidad de sitios web y blogs que te proporcionarán instrucciones detalladas para preparar una crema casera (ver nuestra lista de direcciones al final de este libro, página 245).

La preparación de una buena crema hidratante no siempre es fácil. Pasa como con la mayonesa, ¡hace falta tener buena mano! No obstante, aquí encontrarás dos recetas infalibles para probar tus habilidades cosmetológicas.

¡CUIDADO! Las recetas de crema contienen agua y, por tanto, la crema obtenida será sensible a las posibles bacterias. Como precaución tendrás que desinfectar todo el material antes de empezar. Para hacer esto, rocía un poco de alcohol en los utensilios o hiérvelos unos minutos.

CREMA HIDRATANTE UNIVERSAL DE ALBARICOQUE Y ALOE VERA

Para todo tipo de piel

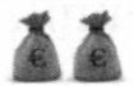

Para unos 110 ml de crema aproximadamente

Al baño María o en una cacerola, derretir a fuego muy lento:

- 4 cucharadas soperas de aceite de nuez de albaricoque
- 1 cucharada sopera de copos de cera emulsionante a base de oliva (del tipo Olivem 1000 ®, en tiendas especializadas o en internet)

En otro recipiente calentar al baño María los siguientes líquidos:

- 6 cucharadas soperas de hidrolato a elegir (puedes usar uno solo o mezclar dos), pero evita el agua de canela y la de clavo
- 1 cucharada sopera de gel de aloe vera

Con un termómetro de cocina, mide la temperatura de las dos mezclas. Una vez que las dos fases estén a 65°C, retíralas del fuego. Deja que se enfríen hasta los 40°C. Añade poco a poco la fase acuosa a los cuerpos grasos derretidos y revuelve la mezcla con un pequeño batidor para hacer una emulsión.

Opcional: Para una crema más *matificante, agrega durante la emulsión una pizquita de almidón de arroz o de maíz (tipo Maizena, un aglutinante para salsas de venta en supermercados).*

No dejes de revolver hasta que espese la crema. Una vez esté lista la emulsión, añade para la conservación y el perfumado:

- 10 gotas de aceite esencial de lavanda real o de niaulí
- 5 gotas de aceite esencial de naranjo amargo o pomelo

Con la ayuda de un embudo o de una jeringa grande, vierte la crema en una botella de plástico con dosificador o en un frasco de vidrio o de plástico rígido previamente desinfectado. Consérvala en la nevera y utilízala durante 6 semanas.

Notas importantes:

Esta crema contiene 15 gotas de aceites esenciales. Ten en cuenta que puedes dividir estas 15 gotas entre varios aceites esenciales a elegir en función del tipo de piel.

También puedes elaborar muy bien esta crema sin añadir aceite esencial si tienes la piel muy sensible, pero entonces la conservación estará limitada a 2 semanas.

Bálsamo hidratante muy rico de cera de abeja

Para piel seca

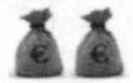

Para un tarro de 50 g aproximadamente

Al baño María o una cacerola, derrite a fuego lento, revolviendo con una espátula pequeña:

- 4 cucharadas soperas de aceite vegetal de macadamia
- 1 cucharada sopera de aceite vegetal de jojoba
- ½ cucharadita de café de cera de abeja blanca o amarilla en escamas (en tiendas orgánicas o farmacias)

Cuando la mezcla esté líquida y homogénea, retírala del fuego y viértela en un recipiente de cerámica. Agrega gradualmente, mientras remueves con un pequeño batidor de cocina, 2 cucharadas soperas de hidrolato de naranja, manzanilla o agua de rosas previamente templados al baño María.

Revuelve constantemente con el batidor para homogeneizar la emulsión. La cera de abejas desempeña el papel del emulsionante. Se vuelve crema después de unos pocos segundos. Añade a continuación 5 gotas de aceite esencial de lavanda real, de naranjo amargo o de manzanilla.

Vuelve a remover y vierte la mezcla en un frasco de vidrio o de plástico rígido. Deja reposar 24 horas en la nevera. Esta crema muy espesa se conservará durante unas 3 semanas si la preservamos del aire, el calor y la luz.

Para aplicarla sobre la piel, toma un poco y caliéntala con las manos antes de masajear la cara.

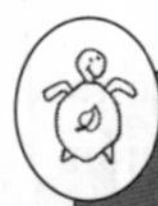

Buenos hábitos slow

- Si prefieres utilizar una crema cosmética comercial, elige una que contenga en su fórmula lípidos de calidad (ácidos grasos derivados de aceites vegetales, orgánicos si es posible).
- Compra solamente cremas de fórmulas cuya relación calidad precio esté justificada. ¿Más de 50 euros por 50 ml de crema? ¡Desconfía!
- Lee bien las etiquetas y la lista de ingredientes (utiliza el recordatorio de la parte 1, *páginas 73-74*). Casi todas las cremas hidratantes comerciales tienen el mismo resultado, pero se diferencian principalmente por su textura, perfume... ¡y precio!
- En caso de duda en cuanto a la toxicidad de la fórmula o su impacto ecológico, elige siempre una crema orgánica certificada (ver los sellos orgánicos descritos a partir de la *página 77*).
- Si te gusta lo hecho en casa, fabrícate una crema por el placer de realizar la tuya propia y aficiónate.

¿CÓMO PROTEGER LA PIEL Y EL CABELLO CONTRA LAS AGRESIONES?

La hidratación es sin duda una necesidad absoluta para el mantenimiento de nuestra piel, pero no siempre es suficiente. Cuando realizamos actividades al aire libre, con los cambios de clima o si nos exponemos al sol, no solo debemos hidratar la piel, sino también protegerla de las agresiones físicas. Durante estos periodos sensibles la mejor manera de proteger tu piel es fortalecer su película hidrolipídica con una crema que actúe como una película protectora o filtro solar.

Proteger la piel con una crema cosmética, un bálsamo o un aceite

En invierno es bueno masajearse el rostro limpio con un aceite vegetal para hidratar, y luego aplicar una crema por encima. ¡Protección total garantizada! Si la aplicación de un aceite y después una crema parece tediosa, usa una crema más rica de lo habitual y eso es todo. Para seleccionar correctamente la crema, consulta el apartado anterior sobre cremas hidratantes. Durante la temporada de frío, no nos olvidemos de proteger los labios con bálsamos relipidizantes (ver receta de bálsamo labial página 152).

En verano o durante las vacaciones al sol se puede aplicar solamente un aceite no graso en la cara. Los aceites vegetales descritos anteriormente se pueden mezclar para conseguir un cuidado hidratante y protector muy completo. En este caso deben tener necesariamente propiedades protectoras contra los rayos del sol. Por ejemplo, el aceite de jojoba, el aceite de sésamo, la manteca de karité y, en menor medida, el aceite de oliva, de zanahoria y de aguacate. Estos cuerpos grasos, sin embargo, no son eficaces al 100% como protectores solares. Por tanto, generalmente habrá que aplicar por encima una emulsión que contenga filtros solares para evitar quemaduras. Lee el apartado sobre la protección solar, página 153.

Finalmente debemos saber que el maquillaje es también una buena protección para la piel. Los polvos minerales o las bases naturales, de hecho, pueden jugar el papel de una pantalla eficaz tanto contra la luz del sol como contra la contaminación.

¿Qué ingredientes naturales utilizar para proteger mi piel?

Protegerse con plantas

Algunos ingredientes naturales protegen la piel contra las inclemencias del tiempo y los golpes cubriéndola suavemente con una película rica en grasas nutritivas y calmantes. Es el caso de la famosa **manteca de karité,** que penetra en la piel dejando una película grasa ligera que protege y suaviza. De esta misma manera actúan también la manteca de cacao y el aceite de coco. Sin embargo, la **manteca de cacao** en realidad no se puede utilizar en estado puro, ya que no se extiende bien. Se debe calentar y mezclar con otros aceites vegetales para mejorar su textura. La encontramos casi siempre en las recetas de bálsamos labiales. En relación al **aceite de coco**, se presenta en estado sólido, pero se funde en contacto con la piel y deja una película sedosa muy agradable para esta. Mira las recetas propuestas basadas en estos ingredientes un poco más adelante.

Estos ingredientes son muy grasos, por eso es interesante saber que el **gel de aloe vera** es una alternativa más ligera para proteger la piel sin engrasarla. Este gel se elabora a partir del jugo extraído de la planta de *Aloe barbadensis*, a veces mezclado con agua, espesado con goma natural u otro agente espesante. El gel de aloe vera contiene una gran cantidad de agua y se evapora cuando se aplica sobre la piel. En realidad no es hidratante, pero deja una película protectora sobre la epidermis, mientras que libera sus activos a través de la capa córnea. Es famoso para tratar las quemaduras, calmar el enrojecimiento y suavizar la piel. Siempre podemos añadir una pequeña cantidad de aceite vegetal al aloe vera para conseguir un gel oleaginoso más cremoso, y también podemos aromatizarlo con un 1% de aceites esenciales.

Protegerse con una crema

Si quieres proteger tu piel de las agresiones externas después de aplicar el aceite vegetal para hidratarla, es mejor optar por las cremas untuosas disponibles en el mercado. Elige una crema orgánica certificada o muy natural, si es posible a base de mantecas de origen vegetal o de jugo de aloe vera. También son muy apropiadas algunas cremas más ligeras siempre y cuando contengan un agente protector como el aloe vera o una pequeña porción de polvo vegetal (polvo de arroz, mica) para reflejar los rayos de luz y cubrir la piel.

Si no encuentras lo que buscas en las tiendas, o si te gusta cocinar, puedes prepararte una crema de día protectora adaptada a tu tipo de piel. En las páginas 144-145 encontrarás dos recetas de cremas hidratantes. Sirven para proteger la cara, pero aquí encontrarás más recetas de cremas más «cubrientes».

También hay cientos de recetas más o menos complicadas en internet. Consulta la lista de direcciones y sobre todo elige las recetas a base de mantecas vegetales.

BÁLSAMO PROTECTOR DE KARITÉ ESPECIAL PARA FRÍO INTENSO

Para piel normal o seca

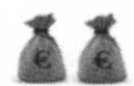

Para un bote de 50 g aproximadamente

Al baño María o en una cacerola, derrite a fuego lento:

- 1 cucharada sopera rasa de manteca de karité
- 2 cucharadas soperas de aceite vegetal de jojoba
- ½ cucharadita de café de cera de abeja en escamas
- 1 gota bien colmada de miel

En otro recipiente al baño María, calentar suavemente los siguientes líquidos:

- 1 cucharada sopera de gel de aloe vera
- 1 cucharada sopera de agua mineral o de agua de rosas o de azahar

Con un termómetro de cocina, mide la temperatura de las dos mezclas. Una vez que las dos fases lleguen a los 65°C, retíralas del fuego. Añade poco a poco la fase acuosa a los cuerpos grasos mientras agitas la mezcla con un pequeño batidor para hacer una emulsión. Agrega durante la emulsión una pequeña pizca de almidón de arroz o de maíz (tipo Maizena, un aglutinante para salsas de venta en supermercados).

Bate constantemente hasta obtener una crema espesa. A continuación, viértela en un frasco de cristal ámbar que puedes comprar en farmacias. Deja reposar 24 horas en la nevera.

Utiliza este bálsamo calentando una pequeña cantidad en las manos antes de aplicar a la cara o las partes expuestas al frío.
Este bálsamo fundente sin conservantes ni aceites esenciales se debe utilizar durante las siguientes 3 semanas. Si añades a la preparación 10 gotas de aceite esencial de lavanda real, lavandín, árbol de té o niaulí, cuenta 6 semanas.

Fluido protector de aloe vera

Para pieles mixtas o grasas

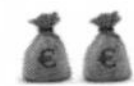

Para unos 45 ml aproximadamente

En un bol mezcla con un batidor:

- 3 cucharadas soperas de gel de aloe vera
- 1 cucharada sopera de aceite de jojoba
- 1 cucharadita de café de hidrolato de lavanda o manzanilla
- *Opcional:* para un gel más matificante agrega 1 pizquita de harina de tapioca (en tiendas asiáticas)

Una vez hayas obtenido un gel cremoso, viértelo con la ayuda de un embudo en una botella de plástico con dosificador (puedes reciclar uno o comprarlo en internet).
Si realizas actividades al aire libre, aplica una pequeña cantidad de este gel encima del aceite hidratante que usas para tu cuidado diario, o en su lugar si tu piel es verdaderamente grasa.
Lo ideal es guardar en fresco este gel sin conservantes y usarlo en las 4 semanas siguientes, pero no sumergir los dedos en él.

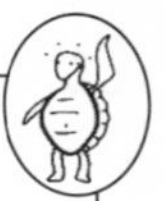

¿Cómo conservar bien mis productos?

No se debe dramatizar con el tema de la conservación. Sin duda, es importante, pero ¿cuál es el riesgo exactamente?

Si tu producto está compuesto al 100% de cuerpos grasos, no hay ningún riesgo, salvo el de que se ponga rancio y pierda sus potenciales cualidades nutritivas y antioxidantes.

Si tu producto es una emulsión, es posible que tu producto se vea contaminado por una colonia de bacterias, lo cual es más peligroso. Sin embargo, es muy raro que ocurra si evitas el contacto del producto con los dedos y si lo mantienes lejos del aire, la humedad y el calor. La nevera es perfecta para esto. ¿A pesar de todo tu producto está contaminado? Es un poco desagradable, pero no es un riesgo mortal. En la mayoría de los casos la contaminación se ve a simple vista (musgo blanco o verde, olor o textura muy modificada) y es suficiente con tirarlo.

Si quieres alargar la duración de una emulsión que contiene agua, puedes añadir al final de la receta unas gotas de extracto de semilla de pomelo para su conservación. Cuenta siempre 2 gotas de este extracto por cada 10 ml de producto.

Puedes encontrar fácilmente extracto de semilla de pomelo en tiendas de alimentos orgánicos o en internet. También hay muchos otros conservantes naturales disponibles en internet. Consulta la lista de direcciones que viene al final de este libro.

Ten en cuenta que los aceites esenciales (lavanda, romero, árbol del té, niaulí...) son también excelentes conservantes si se dosifican al 1% o menos de la fórmula.

BÁLSAMO PROTECTOR LABIAL DE MIEL

Para labios secos o dañados

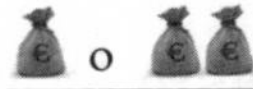

Para un bote de 15 g aproximadamente

Al baño María o en una cacerola, derrite a fuego lento:

- 1 cucharadita de café de manteca de cacao o, en su defecto, de karité
- 1 cucharadita de café de aceite vegetal de argán, almendra dulce o avellana
- ½ cucharadita de café de cera de abeja (unas cuantas escamas)
- 1 gota bien colmada de miel líquida

Una vez que la mezcla esté derretida y homogénea, retírala del fuego y remueve con una espátula si es necesario. Es posible añadir antes de la solidificación 1 gota de aceite esencial de neroli, menta o (esencia) de naranja, según se desee. Esto dará un perfume delicioso a este bálsamo. Después, cuélalo en un pequeño frasco de vidrio o de plástico rígido y deja que se endurezca en la nevera. Este producto se aplica con el dedo y se conserva más de 1 mes a temperatura ambiente.

BÁLSAMO FUNDENTE CORPORAL DE ACEITE DE COCO

Para todo tipo de piel

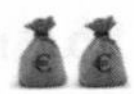

Para un bote de 100 g aproximadamente

Derrite al baño María o en una cacerola a fuego muy lento:

- 4 cucharadas soperas de manteca de karité
- 4 cucharadas soperas de aceite de coco sólido
- 2 cucharadas soperas de aceite vegetal de caléndula

Una vez que la mezcla esté derretida y homogénea, retírala del fuego. Revuelve con una espátula y añade mientras se enfría 20 gotas de aceites esenciales a elegir para darle perfume: naranja, ylang-ylang, limón, lavanda real, geranio, rosa damascena, neroli, naranjo amargo, mandarina o niaulí. Puedes dividir las 20 gotas entre varios de los aceites esenciales de la lista.

Deja reposar 24 horas en la nevera y consérvalo durante 2 meses a temperatura ambiente en un frasco o tarro hermético, preservándolo del aire y de la luz. Cuando vayas a utilizar este bálsamo, derrite un poco en la piel masajeando el cuerpo.

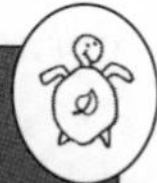

Buenos hábitos slow

- Si se realizan actividades al aire libre, proteger la piel con un cuidado más cubriente después de hidratarla con un aceite o crema.
- Proteger la piel masajeando simplemente con manteca de karité, aceite de coco o gel de aloe vera si es demasiado grasa.
- Si se disfruta cocinando, preparar bálsamos protectores para la cara, los labios y el cuerpo a base de mantecas vegetales.

Protegerse del sol

Lo repetimos cada verano: el sol no es el mejor amigo de la piel y puede causar muchos problemas. Recordemos que a corto plazo los rayos UVB causan quemaduras dolorosas que a veces pueden ser incluso graves. Además, ahora sabemos que a largo plazo los rayos UVA, en concreto, pueden alterar la estructura de la piel y la salud de las células cutáneas. Pensemos en el tristemente famoso melanoma, el cáncer de piel. Por último, la exposición repetida a la luz solar también favorece muchas anomalías de la pigmentación. Es cuando aparecen en la cara, el cuello o las manos manchas muy antiestéticas llamadas lentigos o manchas de la edad... ¡las flores del cementerio!

¿Debemos, por tanto, evitar el sol a toda costa? ¡Por supuesto que no! Aunque sí es cierto que los rayos solares son implacables para la piel, no te olvides de que los necesitamos para sintetizar elementos más vitales, incluida la vitamina D, por ejemplo. Además, el sol es una fuente inagotable de placer para casi todo el mundo de la que sería una pena privarse.

Para disfrutar de los beneficios del sol de una manera natural sin tener que recurrir a remedios urgentes de belleza, lo mejor es mantener una serie de hábitos sencillos. Si queremos ser *slow*, la clave consiste en preparar la piel para la exposición al sol, limitarla y finalmente protegernos de manera inteligente mientras nos bronceamos.

Consejos para prepararnos para la exposición al sol

Para preparar la piel para la exposición al sol, sigue estos sencillos consejos.

Hábito 1: Exfoliar

La piel estará más relajada frente al sol si previamente ha sido «pulida», es decir si se han eliminado las células muertas. Una piel bien exfoliada también se bronceará más uniformemente. Lo ideal es realizar una exfoliación corporal completa una o dos veces por semana, y durante los 15 días previos a la exposición.

Hábito 2: Beber mucha agua

Para contrarrestar las agresiones del sol, la piel debe estar perfectamente hidratada. Bebe y vuelve a beber. Hay que ingerir agua mineral en abundancia desde los primeros rayos. Sabemos que todos necesitamos beber 1,5 litros de agua al día, pero pocos lo hacemos. ¿Te parece un reto insuperable? Entonces duplica tu ración de lechuga, pepino e hinojo, que son alimentos muy adecuados para hidratar el cuerpo.

Hábito 3: Tomar todas las vitaminas

Podemos complementar la dieta concienzudamente antes de salir de vacaciones, tomando sobre todo la provitamina A (el famoso betacaroteno), la vitamina C y la E (muy buenos antioxidantes que actúan de forma sinérgica). Para obtenerlas todas al mismo tiempo, come zanahorias, tomates, perejil, espinacas frescas, brócoli, limón, naranjas y albaricoques. ¿No tienes tiempo? Confía entonces en los buenos suplementos alimentarios: polvo de urucum (o achiote), un fruto muy rico en betacarotenos, pero también cápsulas de aceites vegetales de germen de trigo, zanahoria, onagra, colza o rosa mosqueta. Estos dos últimos aceites son ricos en ácidos grasos esenciales omega 3.

Hábito 4: Untar una buena capa de aceite

Dos semanas antes de ponerte vuelta y vuelta, elabora minuciosamente un aceite hidratante para la cara y el cuerpo con un macerado de zanahoria y aceite de nuez de albaricoque. Mezcla estos dos aceites a partes iguales en una botella y utiliza unas gotas de la preparación cada mañana para masajear el cuerpo y el rostro limpios.

La presencia de betacarotenos en estos aceites da un buen brillo a la tez y la prepara eficazmente para el bronceado.

Consejos para limitar la exposición al sol

Una vez en el lugar de vacaciones, adoptaremos la actitud *slow*. Desde el primer día sustituye todos los cosméticos para la cara y el cuerpo por aceite de jojoba puro. Sus cualidades protectoras hacen que sea un filtro solar muy bajo, pero comparable a un factor de protección 3 o 4.

Durante los dos primeros días de exposición, evita realizar sesiones de bronceado de más de 20 minutos. Si el sol es fuerte, es imprescindible que te apliques una crema solar orgánica certificada. Elige un filtro de factor 30 para el rostro y para los niños.

En general, también se desaconseja tomar el sol en las horas en que sus rayos son más fuertes, entre las 12 y las 15 horas. Durante el día vístete con ropa ligera hecha de materiales naturales y de colores claros. En los desplazamientos usa gafas de sol y sombrero.

PROTECTOR SOLAR CASERO

Para todo tipo de piel

Para unos 100 ml aproximadamente

Nota: este producto no es comparable con un protector solar convencional y solo se puede utilizar como protección para una exposición moderada, sobre una piel adulta.

En un frasco de vidrio o de plástico de color ámbar o rojo de 100 ml añadir sucesivamente:

- 60 ml de aceite de jojoba
- 30 ml de aceite de sésamo
- *Opcional:* 2 cucharadas soperas rasas de jugo puro de aloe vera (sin agua) para hacer que el aceite sea más ligero al aplicarlo.
- *Opcional:* 3 gotas de aceite esencial de menta piperita o menta del campo para dar al producto un efecto refrescante.

Cierra la botella con una boquilla de pulverización si es posible y agítala bien cada vez que vayas a usarla sobre el cuerpo o la cara. Esta loción se debe utilizar por la mañana como crema hidratante para la cara y el cuerpo. Aplícatela nuevamente con cada exposición.

Consejos para protegerse de los rayos solares de una forma responsable

No hay nada natural, excepto una prenda de vestir, que pueda sustituir a los filtros solares desarrollados por las fórmulas cosméticas. Son, por desgracia, muy poco ecológicos (su impacto sobre el medio ambiente y la vida marina es devastador) y su efecto sobre la salud es cuestionable. Muy a menudo contienen derivados de aluminio, benzofenona, conservantes y perfumes y, más recientemente, nanopartículas.

Hasta hace poco, las líneas de protección solar orgánicas certificadas no podían rivalizar con sus competidoras convencionales, ya que su textura resultaba muy gruesa y eran muy difíciles de extender. Esto ya no ocurre hoy en día, por lo que es imprescindible elegir el protector solar de entre las gamas orgánicas certificadas. Esta es la única garantía de utilizar productos para la salud menos contaminantes y menos polémicos. Pero, aunque todavía haya podo donde elegir, recordemos que debemos optar por un factor de protección 30 para el rostro y para los niños, y que la aplicación del producto durante los baños de sol se debe repetir cada 2 horas. La ley también obliga actualmente a que las marcas integren un filtro UV en sus fórmulas. Aun así, comprueba la presencia de ese filtro, indicado por un logotipo.

Las marcas que están liderando la elaboración de cuidados solares orgánicos merecen ser mencionadas aquí: belleza orgánica de Nuxe, Kibio, Melvita, Gamarde, Lovea, Logona, Lavera, Phyt's. Hay otras menos conocidas, pero igualmente dignas de confianza. Búscalas en tiendas de productos orgánicos y farmacias.

Proteger el pelo

El cabello puede quedar desprotegido si se expone a condiciones difíciles o agresivas para la queratina que lo compone. Esto es especialmente visible en verano cuando nos bañamos en el mar y tomamos el sol. También sucede cuando utilizamos aire demasiado caliente con el secador al peinarnos. ¿Sabías que antes de meterte en el mar puedes frotarte el cabello con aceite de jojoba calentado en las manos para «enfundarlo» y protegerlo?

Algunos tipos de pelo (rizado, afro, seco o quebradizo) se benefician especialmente de los cuidados protectores que nutren la queratina del cabello mientras lo protege. Los más indispensables son la manteca de karité, el aceite de coco y el aceite de jojoba o de aguacate. Algunas recetas fáciles permiten elaborar en casa bálsamos o lociones para el cabello muy nutritivos y protectores.

CREMA NUTRITIVA Y PROTECTORA

Para cabello seco o rizado, puntas secas

Para una sola aplicación

Calienta en las manos los siguientes ingredientes:

- 1 nuez de manteca de karité o de aceite de coco vegetal (sólido)
- *Opcional:* 1 gota de aceite esencial de ylang-ylang o de abeto negro, a elegir, para que el cuidado sea más reparador y para perfumarlo.

Frota las puntas secas entre las manos y después masajea todo el pelo si es necesario. Para el cabello muy seco, utilízalo una vez por semana masajeando mechón a mechón sobre el pelo seco o húmedo. Si es necesario, seca con una toalla o secador tibio antes de moldear. En vacaciones aplica esta crema con cuidado antes de bañarte en el mar o la piscina.

ROCÍO PROTECTOR DEL VERANO PARA EL PELO

Para todo tipo de cabello

Para unos 50 ml aproximadamente

Mezcla en el fondo de una pequeña botella de agua mineral de plástico o en un frasco de vidrio o de plástico vacío:

- 1 cucharadita de café de gel de aloe vera

- 1 cucharadita de café de aceite de jojoba
- 1 pizca de bicarbonato de sodio
- 4 gotas de aceite esencial (ylang-ylang, romero officinalis, manzanilla, lavanda, geranio... casi todos, excepto los cítricos y la canela)
- 5 cucharadas soperas de un hidrolato adecuado para tu tipo de cabello (manzanilla para el pelo rubio y la lavanda, romero o geranio para cualquier otro tipo de pelo).

Agita enérgicamente el frasco cerrado y vierte la mezcla en un pequeño y bonito pulverizador. Puedes encontrarlos de plástico o vidrio en internet o en las farmacias y tiendas especializadas. Agita bien antes de cada uso. Vaporiza este rocío por todo el cabello. Lo protegerá de los rayos UV, el viento o el agua. Se conserva unas 3 semanas aproximadamente a temperatura ambiente, lejos de la luz solar.

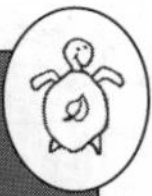

Buenos hábitos slow

- Para el bronceado, recurrir siempre a los productos solares orgánicos certificados.
- Para una protección moderada, optar por aceites protectores solares de renombre como son el de jojoba, sésamo, coco y la manteca de karité. Atención, no existe una protección solar 100% eficaz que sea puramente natural.
- Preparar la piel para la exposición al sol exfoliándola y consumiendo vitaminas y ácidos grasos esenciales. La piel será entonces más resistente a la exposición.
- Moderar la exposición al sol. Solo en pequeñas dosis es beneficioso para el estado de ánimo y para la salud.

Ficha *slow* n.º 3

¿CÓMO HIDRATAR Y PROTEGER LA PIEL?

¡Haz la prueba! ¿Has adoptado los hábitos *slow?*
Hidratación, para tener una piel fresca y saludable

Esto es slow	*Esto no es* slow
Aplicar cada mañana sobre el rostro limpio un aceite vegetal o una mezcla casera de aceites.	Aplicar un *serum* supuestamente hidratante o redensificante a base de siliconas y de activos nanotecnológicos.
Al aplicar un cuidado hidratante, masajear el rostro con las palmas de las manos y disfrutar haciéndolo.	Aplicar los cuidados con las puntas de los dedos como si la piel fuera un lienzo muy frágil. Este modo de aplicación hace que se use mucho producto para nada.
En verano o si apetece, optar por una crema orgánica de textura ligera más rica en buenos aceites vegetales o en aloe vera.	En verano o siempre que se quiera, utilizar más de tres productos diferentes para conseguir esa piel perfecta que vemos en las revistas.
En invierno o cuando apetezca, optar por aceites o cremas más ricas en ácidos grasos esenciales o en mantecas vegetales.	En invierno o cuando apetezca, aplicar el doble de maquillaje para atenuar los signos de deshidratación.
Prepararse la propia crema, porque es la única que se tolera y que responde paso a paso a las características de cada piel.	Probar todas las cremas de la tienda en busca del producto definitivo (que no existe).

Protección, para prevenir las agresiones del paso del tiempo y del medio ambiente

Esto es slow	*Esto no es* slow
En caso de actividades al aire libre o de situaciones agresivas, aplicar por encima del aceite vegetal hidratante un bálsamo o una crema orgánica que deje una ligera capa sobre la piel.	Aplicar a diario y sucesivamente dos o tres cuidados de marcas diferentes antes de poner la base de maquillaje favorita y polvos matificantes. ¡Uf, el bolsillo!
Cuando sabemos que la piel estará sometida a la intemperie o la contaminación intensa, prescindir del aceite hidratante y aplicarse simplemente un bálsamo de manteca de karité, de aceite de coco o de aloe vera.	No poner nada en la cara, porque tenemos previsto un paseo por una playa soleada por la mañana y una visita al centro de una ciudad con contaminación por la tarde.
Protegerse del sol llevando ropa, yendo preferiblemente por la sombra o utilizando filtros UV que respeten el medio ambiente.	Broncearse durante horas olvidándonos de aplicarnos los mil y un filtros UV por los que habíamos pagado, sin embargo, un precio carísimo.
Fabricarse bálsamos labiales 100% naturales al maravilloso aroma de avellana, coco o miel.	Utilizar bálsamos labiales químicos sin saber que nos comeremos unos cuantos kilos de petróleo en unos años.

Capítulo 6
Lo urgente: sanar y reparar las pequeñas imperfecciones

Gracias a este capítulo podrás llenar tus estantes de cuidados sencillos y prácticos, los suficientes como para hacer frente a las pequeñas imperfecciones habituales de la piel y el cabello. El uso de aceites esenciales y de la aromaterapia permite tratar muchos de los problemas menores de la piel sin necesidad de recurrir a costosos productos químicos. Podríamos dedicar un libro entero a este tema, pero aquí vamos a descubrir cómo atenuar las imperfecciones más comunes con el menor número de productos. Desde un simple grano a las placas secas, pasando por las arrugas de expresión, la *slow cosmétique* propone un kit de belleza adaptado a nuestra vida cotidiana.

Tratar problemas de la piel con aceites esenciales

Los *aceites esenciales* son extractos líquidos de plantas aromáticas obtenidos por destilación al vapor de agua. Se les llama *aceites*, pero en realidad son esencias líquidas ricas en moléculas aromáticas. No son grasas pero, no obstante, solo se diluyen en cuerpos grasos, razón por la cual se les llama *aceites esenciales*. Ten en cuenta que a los aceites esenciales de cítricos se les suele llamar *esencias* debido a que se obtienen mediante la presión de la cáscara y no por destilación al vapor.

Los aceites esenciales, altamente concentrados, son activos en nuestro organismo, ya que penetran muy bien en la piel. Sus moléculas aromáticas se cuelan a través de la epidermis y penetran así en la dermis y en la circulación sanguínea. Son muy activos en pequeñas dosis. Para comprobarlo, masajéate los pies con 10 gotas de aceite esencial de eucalipto radiata y después de treinta minutos verás que tu aliento huele a eucalipto. Esta es una simple prueba de la capacidad de los aceites esenciales para penetrar en nuestro organismo.

¿Cómo elegir los aceites esenciales adecuados?

Los aceites esenciales, concentrados y activos, se deben utilizar con mucho cuidado y con moderación. Lo primero es elegirlos de buena calidad. Deben ser 100% puros y naturales, si es posible orgánicos certificados, y es mejor todavía si llevan un sello HECT o HEBBD. Los que llevan estos sellos han sido definidos por un laboratorio botánica y bioquímicamente. Debido a eso, podemos conocer con precisión la planta de la que se derivan, así como los compuestos bioquímicos del aceite esencial. Esto es importante, porque son estos datos los que determinan la acción y también la toxicidad del aceite esencial.

Así, por ejemplo, hay varios tipos de eucalipto. Del eucalipto radiata (*Eucalyptus radiata*) se obtiene un aceite esencial que es bien tolerado por el aparato respiratorio. El eucalipto blanco (*Eucalyptus globulus*), el más común, es también eficaz para la respiración pero es más irritante. Ya entendemos la importancia de los matices. Aún más sorprendente es que el eucalipto limonero (*Eucalyptus citriodora*) proporciona un aceite esencial antiinflamatorio que no tendrá ningún efecto sobre los resfriados o la bronquitis. **Ahora comprenderás por qué debes conocer siempre el nombre latino exacto de la especie botánica** de la planta de la que se deriva el aceite esencial que vamos a utilizar para el producto.

Con ese mismo objetivo **también es necesario identificar las moléculas bioquímicas que están contenidas en el aceite esencial utilizado**. De hecho, no se recomiendan algunas moléculas aromáticas para las mujeres embarazadas y los niños. Este es el caso de las cetonas, que pueden ser abortivas (provocan un aborto involuntario) y neurotóxicas. Las podemos encontrar en el aceite esencial de menta piperita, romero verbenona o eucalipto mentolado.

Es imposible conocer todas las propiedades de los aceites esenciales y sus contraindicaciones sin haberlas estudiado concienzudamente. No obstante, puedes confiar en los folletos y páginas web de los laboratorios reconocidos en el campo de la aromaterapia cuyos productos están etiquetados como HECT (aceite esencial quimiotipo) o HEBBD (aceite esencial botánica y bioquímicamente definido). Citaremos aquí el blog del laboratorio Pranarôm que está lleno de recetas e información válida sobre los aceites esenciales: **www.mon-aromatherapie.com**

El nombre en latín y la composición bioquímica te indican para qué sirve tal o cuál aceite esencial en particular, y si no está recomendado para mujeres embarazadas, personas sensibles o niños. En caso de duda, consulta con un farmacéutico especialista en aromaterapia o en un herbolario serio. **No compres nunca un aceite esencial que no te dé todos los elementos de la siguiente información: nombre botánico en latín de la planta aromática, órgano destilado y composición bioquímica.**

Por último, es importante utilizar los aceites esenciales en las dosis apropiadas. En cosmética se utilizan los aceites esenciales diluidos en aceites vegetales o cuerpos grasos al 1, 2 o 3% como máximo. A estas dosis, la toxicidad es muy limitada. Se pueden necesitar dosis más altas, pero ya entramos en el campo de la medicina aromática.

En este capítulo se abordan únicamente recetas hechas con aceites esenciales que son bien tolerados por todos y en dosis cosméticas de forma segura. En una lógica *slow* solo utilizaremos aceites esenciales de calidad orgánica que procedan del cultivo local. Si deseas ampliar tus conocimientos o utilizar otros aceites esenciales más exóticos, consulta otros libros especializados en aromaterapia (ver la lista de direcciones).

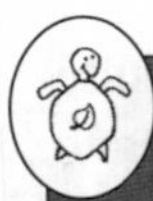

Buenos hábitos slow

- Utilizar aceites esenciales como activos cosméticos para tratar las necesidades específicas de la piel.
- No mezclar aceites esenciales con agua, sino siempre con cuerpos grasos.
- Preferir el uso de aceites esenciales 100% puros y naturales, no alterados e integrales, y si es posible de calidad orgánica. En las tiendas confía en las marcas que llevan los sellos HECT o HEBBD.
- Diluir siempre los aceites esenciales antes de usarlos. En cosmética no superar el 1-3% en las preparaciones.

Aceites esenciales necesarios para los cuidados *slow*

Al final del libro (ver página 241) se encuentra la lista de los 21 aceites esenciales utilizados para las recetas *slow* de este libro y sus descripciones.

Lo ideal es conseguir con el tiempo una «aromateca» con unos 20 aceites esenciales para poder tratar absolutamente todas las molestias de la piel. Sin embargo, para dar el primer paso sin arruinarte y sin equivocaciones, puedes adquirir dos o tres aceites esenciales indispensables en función del tipo de piel o de los problemas conocidos:

- **Si tienes la piel de la cara grasa o con problemas**, opta por elegir lavandín, lavanda real verdadera, manzanilla noble, zanahoria, limón, geranio, niaulí, árbol del té, naranjo amargo o romero verbenona.
- **Si tienes la piel de la cara seca o muy sensible**, opta por elegir lavanda real, manzanilla noble, matricaria (manzanilla alemana), tanaceto, helicriso (siempreviva) o ylang-ylang.
- **Si tienes la piel madura,** opta por elegir jara de Córcega, geranio, helicriso (siempreviva) o rosa damascena (¡muy cara!).

- **Para el cuidado del cuerpo** (adelgazamiento, tonificación), elige cedro, helicriso, los eucaliptos, todos los cítricos y todas las lavandas.

Los aceites esenciales mencionados en este libro son adecuados para casi todo el conjunto de la población, incluidas las mujeres embarazadas y los niños. Por tanto, todo es cuestión de una dosis adecuada. Ten en cuenta, no obstante, que no se permite el uso de aceites esenciales durante los primeros tres meses del embarazo. Después, y durante la lactancia, solo se permiten algunos, siempre en dosis bajas y para uso cutáneo únicamente.

En situaciones especiales (embarazo, sensibilidad), antes de usar aceites esenciales consulta siempre con un profesional de la salud que conozca bien las dosis apropiadas.

Por último, recuerda que los aceites cítricos son fotosensibilizantes y por tanto no debemos exponernos al sol si nos los hemos aplicado en las horas previas, o correremos el riesgo de que aparezcan manchas en la piel antiestéticas y difíciles de eliminar.

Recuerda: compra solo aceites esenciales que lleven en la etiqueta su nombre en latín, la parte destilada y la composición bioquímica (sello HECT o HEBBD).

Cuidados con los aceites esenciales más comunes

Acné y espinillas

Un grano aislado en la cara o en la espalda no siempre significa que padezcamos acné. El acné es, de hecho, una enfermedad de la piel causada por varios factores al mismo tiempo. La acción de los andrógenos provoca una hipersecreción de sebo, que altera el pH de la piel y permite que las bacterias sobrevivan en ella. Cuando todos los factores se encadenan, causan el colapso del folículo pilosebáceo y la inflamación de la piel. La cara o la espalda se llenan de granos, a menudo inflamados. El verdadero acné se produce principalmente durante la adolescencia, cuando estalla la producción de hormonas, y algunas veces en adultos jóvenes. Si crees que sufres de acné, consulta obligatoriamente con un médico.

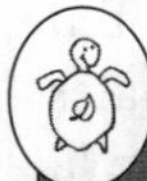

Buen hábito slow en caso de acné

Sea cual sea el tipo de grano que aparezca en la cara, puedes aplicar directamente sin ningún riesgo 1 gota de aceite esencial de lavanda real, lavandín o niaulí (6 veces cada 24 horas). La inflamación y el enrojecimiento disminuyen en las primeras horas. El grano suele desaparecer por sí solo al cabo de 2 días, y a veces antes.

El secreto de la lucha contra el acné es no irritar la piel con detergentes demasiado agresivos e hidratarla con un aceite delicado que ralentice la producción de sebo. Estos son tres pasos claves:

1. Cada mañana, limpia a fondo la piel con un limpiador sin jabón (tipo «gel limpiador suave sin jabón») o un poco de arcilla. Si usas maquillaje, retíralo por la noche con aceite de jojoba.
2. Aplica después un algodón con hidrolato de lavanda o romero verbenona. Seca a golpecitos con una toalla.
3. Después masajea el rostro con un aceite hidratante aromatizado que regule el sebo (ver página siguiente). Calienta el aceite en las palmas de las manos antes de aplicártelo. La sensación de grasa desaparece pasados 1 o 2 minutos.

Aceite seborregulador

Para piel con acné

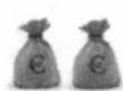

Para unos 30 ml de aceite aproximadamente

Para hacer un aceite hidratante que regule el sebo, en un frasco de vidrio de 30 ml de color ámbar añadir sucesivamente con la ayuda de un pequeño embudo:

- 3 cucharadas soperas de aceite vegetal de jojoba
- 5 gotas de aceite esencial de lavanda real o de lavandín
- 5 gotas de aceite esencial de niaulí, zanahoria o romero verbenona

Si el acné es severo, puedes poner sobre los granos más grandes 1 gota de aceite esencial de lavanda real antes de aplicar tu cuidado diario. Repetir por la tarde y por la noche.

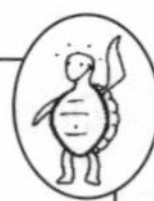

¡Grasa contra la grasa!

Aplicar aceite de jojoba sobre una piel que produce demasiado sebo no la reengrasa en absoluto. En lugar de eso la jojoba fluidifica el sebo y tiende a reducir la producción a largo plazo. Esto es lo que los seguidores de la *slow cosmétique* llaman «vencer la grasa con grasa».

Descamaciones o placas secas

Las descamaciones secas son pequeñas manchas ásperas, de color rosa o blanquecino, que se asientan en la cara o, más raramente, en el cuerpo. Son signos de un engrosamiento de la capa córnea que se produce debido a una deficiencia de lípidos epidérmicos (ácidos grasos, ceramidas...). A veces pueden ser un síntoma precursor de una dermatitis de contacto, de una dermatitis atópica o de un episodio psoriásico.

En ese caso, consulta con un especialista. Estas placas poco estéticas también tienen tendencia a formar escamas (liberación de pequeñas pieles muertas).

Para mitigar su impacto visual y mejorar la sensación de la piel, es suficiente aplicar varias veces al día unas gotas de un aceite vegetal hidratante y antiinflamatorio a la vez.

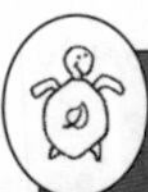

Buen hábito slow en caso de placas secas

A lo largo del día ten a mano un frasquito de aceite vegetal de borraja o caléndula. Cada 2 horas, aplica suavemente con el dedo 2 o 3 gotas de aceite sobre la placa rugosa y masajea para que penetre.

La placa desaparece generalmente en unos pocos días. De lo contrario, consulta con un dermatólogo.

Dermatitis y prurito

La *dermatitis* es una enfermedad de la piel cuyas causas son múltiples y bastante imprecisas. En general, distinguimos la dermatitis de contacto y la dermatitis atópica.

La *dermatitis de contacto* se debe a una reacción anormal de la piel en contacto con una sustancia (metal, perfume...). La *dermatitis atópica* (o eczema atópico) se produce sin motivo aparente en áreas alérgicas o sensibles. Cada vez hay más niños que padecen de dermatitis atópica, generalmente acompañada de intolerancias alimentarias y alergias.

La dermatitis se convierte rápidamente en una pesadilla, ya que es muy pruriginosa. Causa una incómoda picazón que es en sí misma la causa de los problemas asociados a este trastorno. La piel se rompe, se espesa o se afina, y se descama de manera anormal. Es un círculo vicioso: me pica la piel, me rasco, me daño o infecto la piel y la piel me pica de nuevo.

Es importante consultar con un dermatólogo en caso de dermatitis. Este propondrá normalmente un tratamiento a base de cortisona que, aunque debilita la piel a largo plazo, alivia rápidamente la picazón. Desgraciadamente, constatamos con mucha frecuencia después de un tratamiento que la dermatitis aparece de nuevo y en una zona más amplia. También se habla del estrés emocional, que ahora se reconoce como un factor agravante.

En aromaterapia es posible reducir la comezón asociada con la dermatitis y mejorar la piel gracias a los preparados a base de aceites vegetales calmantes y de aceites esenciales con propiedades pruriginosas.

Arrugas

Resulta decepcionante..., pero no existe ningún cosmético capaz de rellenar realmente una arruga. Ninguno. Aunque los cosméticos de alta tecnología te demuestran por activa y por pasiva que puedes reducir tus arrugas usando un producto en particular, los resultados son tan ínfimos que son invisibles a simple vista, o funcionan solo de forma muy temporal.

Algunas arrugas se deben a los pliegues repetidos de la piel cuando el rostro habla, sonríe o hace alguna mueca. Estas son las arrugas «de expresión», generalmente en las comisuras de los ojos o la boca. Otras arrugas, normalmente más profundas, se deben a los cambios en la estructura de la piel (pérdida de colágeno) en combinación con la irremediable fuerza de la gravedad... La batalla está perdida de antemano.

¿Debemos, por tanto, dejar de sonreír o recurrir a la cirugía estética? Estas son soluciones radicales, pero es posible reducir visualmente las arrugas y prevenir su desarrollo mediante la adopción de unos sencillos hábitos. ¿Una crema? ¿Un suero milagroso? No. ¡El primer reflejo antiarrugas es la gimnasia facial! Después vienen los cuidados a base de aceites vegetales ricos en ácidos grasos omega 3 y omega 6.

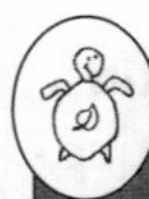

Buenos hábitos slow en caso de dermatitis

- Usar un detergente muy suave y sin jabón para lavarse la cara y el cuerpo. Pensemos en los geles espumantes sin jabón orgánicos certificados de las marcas Cattier, Dermatherm, o Bio Sure, por ejemplo. Lo ideal es que el pH del limpiador sea ligeramente ácido.
- Adoptar la arcilla blanca para los cuidados calmantes. Una vez por semana, tomar un baño de arcilla blanca si el cuerpo está afectado. Si es la cara, aplicar de 1 a 2 veces por semana una mascarilla con arcilla blanca. Volver a leer en el capítulo 5 las recetas relacionadas.
- Para reducir el prurito y restaurar el pH de la piel, un eficaz truco de abuela consiste en agregar un vaso de vinagre orgánico de manzana al agua tibia del baño.
- Para aumentar el confort de la piel e hidratar profundamente, masajearla por la mañana y por la noche (sin límite) con aceite de jojoba o de manteca de karité, más grasa. La jojoba y el karité son también ligeramente antiinflamatorios y calman temporalmente la picazón.
- Para calmar al bebé se le puede masajear después del baño con un poco de manteca de karité orgánica calentada en las manos.
- Para calmar el prurito de manera más duradera, añadir aceite de jojoba, de caléndula o manteca de karité con solo un 1% de aceite esencial de manzanilla alemana (matricaria). Utiliza hasta 2 gotas de aceite esencial por cada cucharada sopera colmada de aceite o manteca. Esta receta es adecuada tanto para bebés como para adultos.
- Para tratar la dermatitis, y de acuerdo con el médico, puedes reemplazar tu crema hidratante habitual para la cara y el cuerpo por un aceite de jojoba o de caléndula aromatizado al 2% con un aceite esencial de abeto negro, eucalipto limonero o ylang-ylang. Atención: no sobrepases las 4 gotas como máximo de aceites esenciales por cada cucharada sopera de aceite.

¿Por qué gimnasia facial?

Imagina que no estimularas nunca los músculos de tu cuerpo. Rápidamente, los brazos y las piernas parecerían fideos cocidos...

El rostro está lleno de músculos que olvidamos estimular para mantenerlos firmes y elásticos. ¿Te quejas de haber perdido el óvalo de la cara? ¿Se te caen las mejillas? No es sorprendente si nunca has hecho ejercicios para mantener los tejidos en su sitio...

La gimnasia facial es una disciplina desconocida que ofrece ejercicios musculares específicos para uno o más músculos de la cara. Puedes trabajarlos todos: los músculos que rodean la boca, los zigomáticos, los músculos de la mandíbula, los de las mejillas, los músculos que rodean los ojos e incluso los músculos situados a la altura de las cejas y de la frente.

La gimnasia facial es extremadamente eficaz. Resulta beneficiosa incluso para la piel madura debido a que los músculos ejercitados regularmente recuperan volumen y elasticidad rápidamente. Pero hace falta conocer los ejercicios correctos y practicarlos a razón de 10 minutos cada día. Antes de tu sesión de gimnasia facial, aplica generosamente sobre el área que vayas a trabajar una crema o aceite para facilitar el deslizamiento.

Ejercicios para reafirmar el óvalo facial y luchar contra la papada:

El collar

- Coloca las manos en la base del cuello para mantener la piel del cuello hacia abajo.
- Lucha contra la tracción de las manos levantando con suavidad la cabeza hacia el cielo y haz pucheros.
- Mantén la posición 5 segundos, luego suelta y repite 5 veces.

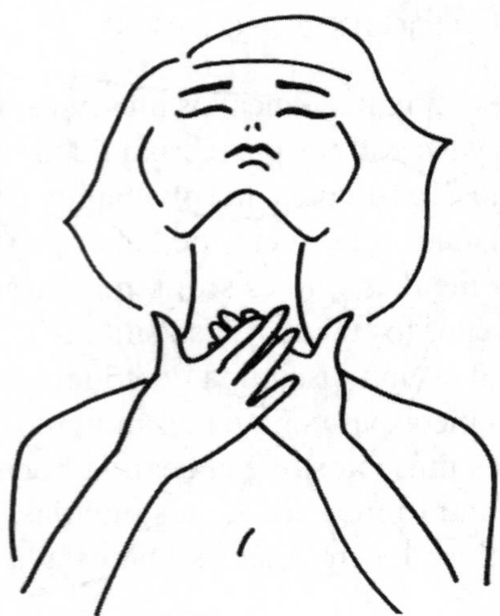

El collar

El bulldog sonriente

- Con la cabeza recta, lleva la mandíbula inferior hacia adelante.
- Trata de llevar el labio inferior hacia la nariz. Debes imitar a un bulldog y sentir la barbilla molesta.
- Sonríe y mantén la posición 5 segundos, luego suelta y repite 5 veces. (¡Es muy divertido hacer este ejercicio en el coche!)

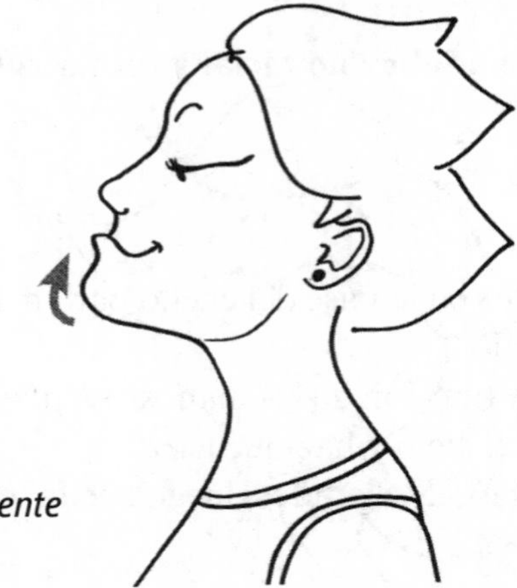

El bulldog sonriente

La emisora

- Coloca las palmas de las manos a cada lado de la mandíbula inferior.
- Aprieta los dientes. Debes sentir en las manos los músculos de la mandíbula contrayéndose.
- Con los dientes y las manos apretadas, presionando la parte posterior de las mandíbulas, trata de pronunciar la letra «i». Emitirás un sonido incomprensible, pero tus labios se entreabrirán y la barbilla se contraerá presionando las palmas de las manos. Repite 5 veces durante 5 segundos.

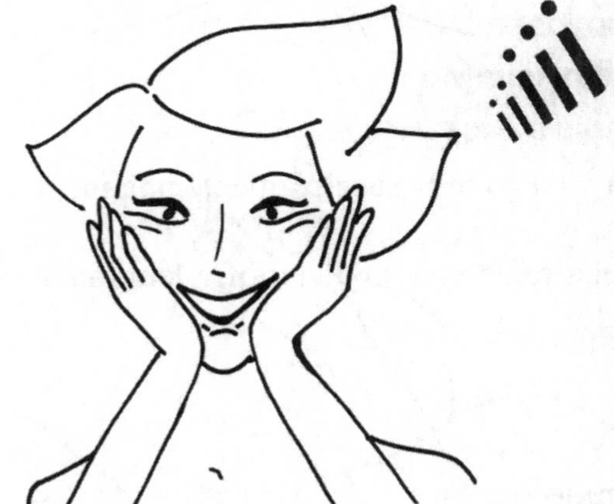

La emisora

Ejercicios para reafirmar las mejillas y la papada:

La trompeta

- Coloca tu dedo índice doblado delante de la boca como para formar una boquilla de trompeta.
- Sopla con todas tus fuerzas en la trompeta imaginaria inflando las mejillas. Suelta todo el aire que puedas y después relaja antes de repetir 5 veces.

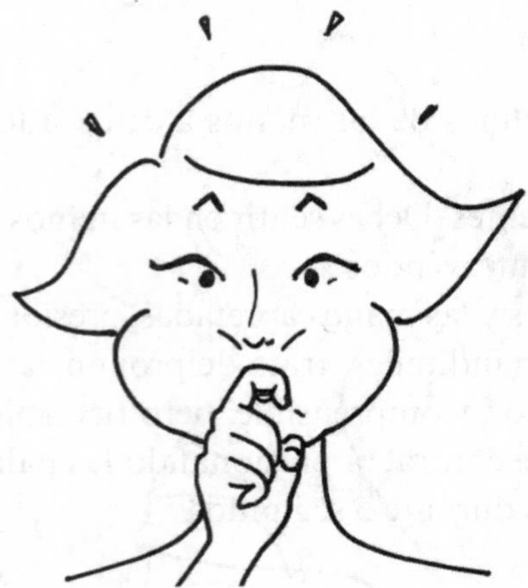

La trompeta

El caramelo grande

- Relaja y luego infla sucesivamente una mejilla y a continuación la otra.
- Pasa el aire de una mejilla a otra lentamente. Repite 5 veces 5 segundos.

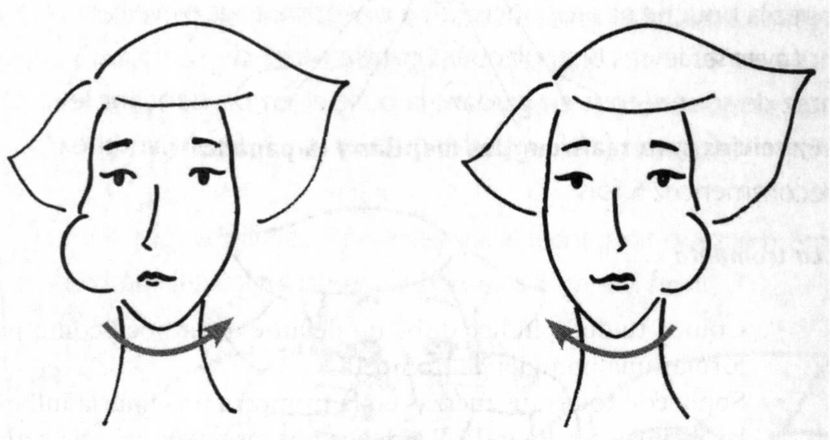

El caramelo grande

La pinza

- Coloca el pulgar y el dedo índice en la boca y abre las mejillas con los dedos como si fueras a hacer una mueca.
- Intenta cerrar la boca mientras mantienes el dedo pulgar y el índice muy separados. Debes sentir la resistencia y repetir la tracción 5 veces 5 segundos.

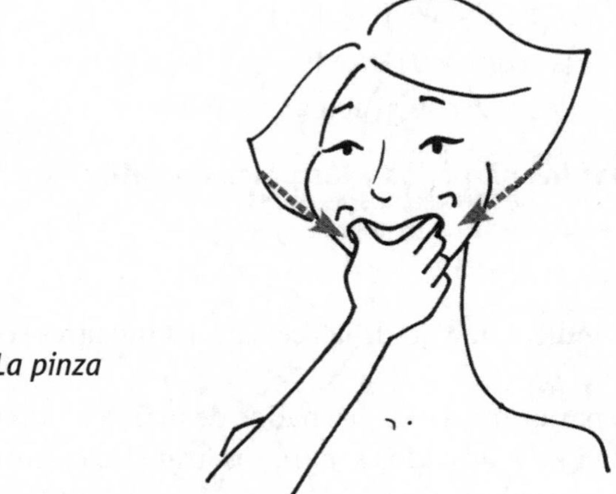

La pinza

Ejercicios para realzar los pómulos:

El fantasma

- Coloca los dedos índices horizontalmente en el saliente del pómulo ejerciendo una ligera presión.
- Abre la boca y pronuncia una «o» grave mientras estás pendiente de que los dientes queden cubiertos con firmeza por los labios.
- Trata de sonreír mientras mantienes la posición y pronuncias la «o». Debes sentir levemente que un músculo eleva los dedos índices. Mantén 5 segundos y repite 5 veces.

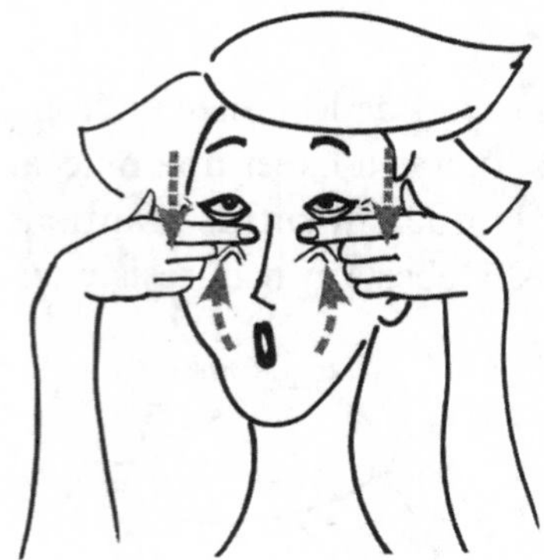

El fantasma

Ejercicios para reafirmar los párpados y las patas de gallo:

El búho

- Coloca los dedos índices debajo de las cejas y los pulgares sobre el hueso inferior del ojo.
- Separa los dedos para tirar de los párpados de arriba abajo.
- Contra la resistencia de los dedos separados, trata de cerrar los párpados forzando un poco. Con la tracción los párpados temblarán un poco. Así se fortalecen.
- Mantén los ojos cerrados todo el tiempo posible antes de relajar. Repite 5 veces y después relaja los ojos cerrados poniendo las palmas de las manos encima.

El búho

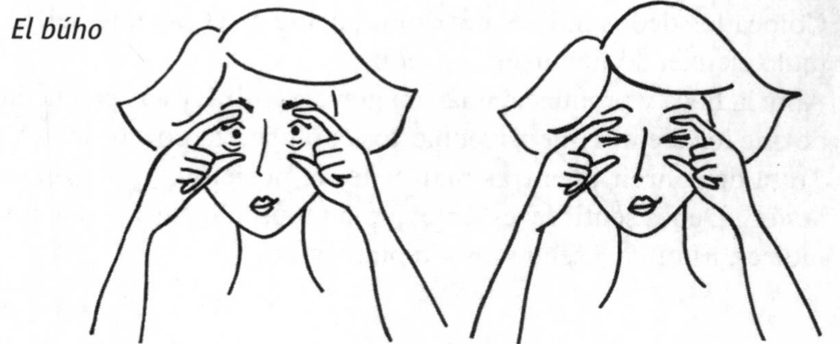

Ejercicios para alisar las arrugas de la frente:

El pensador

- Coloca la punta de los dedos en la parte superior de la frente, justo por debajo de la línea del cabello, y tira de la piel hacia arriba (dibujo 1).
- Contra la resistencia de los dedos, trata de bajar las cejas mirando hacia abajo sin entrecerrar los ojos (dibujo 2).
- Mantén la presión unos 20 segundos aproximadamente y repite cinco veces. Ten cuidado de no fruncir el ceño.
- Si tienes arrugas verticales en la frente, practica el mismo ejercicio, pero estira los dedos colocados a ambos lados de la frente.

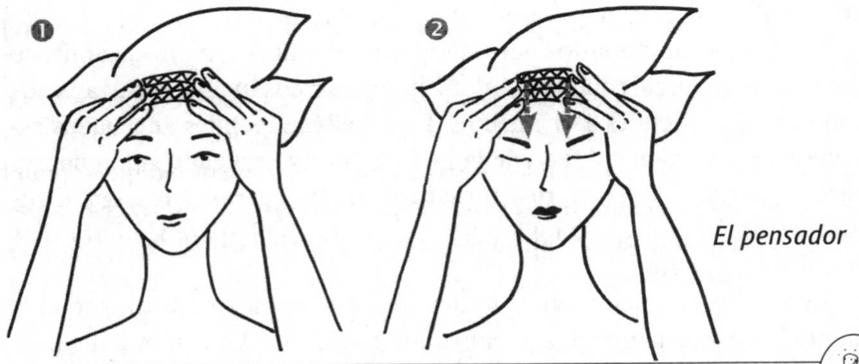

El pensador

¿Cómo practicar bien la gimnasia facial?

¡Cuidado! La gimnasia facial es efectiva siempre y cuando los ejercicios se practiquen con regularidad y correctamente. Es importante, por ejemplo, no arrugar o dañar otras partes de la cara cuando se trabaja un área en particular. Sería lamentable crear arrugas en un lugar queriendo mitigar las de otro. Encontrarás vídeos que explican con todo detalle los gestos correctos en el blog *www.lessentieldejulien.com blog.*

¿Qué cuidados hay para las pieles maduras?

Las pieles maduras precisasn cuidados dirigidos a reducir los signos del envejecimiento. Con la edad, la piel está menos hidratada, pierde su elasticidad, se llena de manchas y se vuelve rugosa. Si has leído este libro hasta aquí, entenderás que, por definición, cualquier producto hidratante y protector es anti-envejecimiento. Sin embargo, hay ingredientes más específicos. Se trata de los aceites ricos en ácidos grasos complejos, vitaminas y antioxidantes.

Estos aceites también se pueden consumir diariamente como un suplemento alimenticio para beneficiarse de sus aportes nutricionales y luchar contra el envejecimiento celular. Por ejemplo, 1 cucharadita de café de aceite de rosa mosqueta al día proporciona un interesante aporte de ácidos grasos omega 3. Piensa también en los aceites de onagra, perilla y camelina para una piel más joven.

Para elaborar cuidados naturales y muy eficaces antienvejecimiento para el rostro, recurriremos a los aceites más ricos que aromatizaremos con aceites esenciales astringentes. **Los aceites vegetales adecuados especialmente para el cuidado de la piel madura y arrugada son: onagra, borraja, perilla, camelina, rosa mosqueta, argán y germen de trigo.** Consulta también la lista de los aceites vegetales en el apéndice para más detalles (ver página 233).

Los aceites esenciales más indicados para la piel madura son realmente buenos astringentes y reafirmantes a la vez. Consulta la lista de los aceites esenciales en el apéndice para más detalles (ver página 241).

Ten en cuenta que las esencias de limón y pomelo son conocidas por su capacidad de preservar la elasticidad de la piel, pero son fotosensibilizantes y se deben dosificar a menos del 0,5% de las fórmulas utilizadas (es decir, no más de 1 gota de esencia por cada cucharada sopera de producto).

Suero reafirmante antienvejecimiento

Para pieles maduras y arrugadas

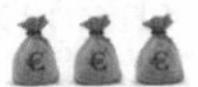

Para unos 30 ml de suero aproximadamente

En un frasco de vidrio ámbar de 30 ml, añadir sucesivamente:

- 2 cucharadas soperas de aceite de argán
- 1 cucharada sopera colmada de aceite de rosa mosqueta
- 2 gotas de aceite esencial de pomelo
- 5 gotas de aceite esencial de jara de Córcega
- 5 gotas de aceite esencial de geranio de Egipto o de rosa damascena, si tu bolsillo lo permite

Aplica el suero por la mañana y por la noche sobre el rostro perfectamente limpio. A continuación, puedes aplicar tu crema de día o de noche (es opcional aplicar sistemáticamente una crema en la cara, como se explica en el capítulo 5).

Piel madura: ¡el masaje es indispensable!

Si tienes más de 30 años, masajea tu cara diariamente. Si es un hábito *slow*, hazlo con mucha suavidad y tómate tu tiempo. Uno de los secretos para una piel joven y con menos arrugas es un masaje facial de 2 minutos largos mientras aplicas la crema de día o de noche. Este es también un buen momento de placer si el producto está ligeramente aromatizado con aceites esenciales. ¡Las pieles maduras lo piden! Consulta el capítulo 5, *página 139* para saber cómo aplicar correctamente el cuidado diario y prueba los ejercicios *páginas 174-177*.

Cuperosis, enrojecimiento, rosácea y arañas vasculares

Las pieles sensibles conocen bien el problema del enrojecimiento, que aparece cuando hay cambios bruscos de temperatura o la más mínima emoción. Con el tiempo, algunos vasos sanguíneos que se dilatan y contraen se debilitan y se hacen evidentes. Esto se conoce como cuperosis. La aparición de pequeños vasos sanguíneos rosáceos, rojos o púrpuras asociada con debilidad vascular es, por desgracia, hereditaria.

Afortunadamente, puedes actuar de forma preventiva sobre la cuperosis protegiendo al máximo la piel de los cambios de temperatura, los excitantes y las agresiones externas. También puedes confiar en algunos aceites esenciales astringentes o antihematomas que tienen la capacidad de fortalecer los vasos sanguíneos. Los aceites esenciales más útiles en casos de cuperosis son el helicriso italiano, el cedro, el ciprés, el pachulí, la zanahoria y la jara de Córcega. Consulta la lista de los aceites esenciales en el apéndice para más detalles (ver página 241).

Cuando la fragilidad capilar provoca la ruptura de los vasos sanguíneos y la inflamación va acompañada de granos, hablamos de acné rosácea. Esta patología es muy diferente del acné tradicional y se trata en aromaterapia con aceites esenciales antiinflamatorios y astringentes. Manzanilla, tanaceto y eucalipto limonero son los aceites esenciales preferidos en este caso. Consulta con un dermatólogo abierto a los tratamientos naturales.

En caso de una piel tan frágil, la elección de los aceites vegetales es también muy importante y se debe centrar en calofilo, caléndula, hipérico, árnica o jojoba.

Serum antienrojecimientos

Para pieles sensibles y con cuperosis

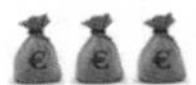

Para unos 30 ml de suero aproximadamente

En un frasco de vidrio ámbar de 30 ml añadir sucesivamente con la ayuda de un embudo:

- 1 cucharada sopera de aceite calofilo
- 1 cucharada sopera de aceite de jojoba
- 1 cucharada sopera de aceite de caléndula
- 6 gotas de aceite esencial de helicriso italiano
- 4 gotas de aceite esencial de ciprés
- 6 gotas de aceite esencial de tanaceto o manzanilla noble o alemana (matricaria)

Aplicar 3 gotas bien colmadas de este suero en la piel por la mañana y por la noche sobre las zonas marcadas por la rosácea y masajear suavemente para hacerlo penetrar. Si has utilizado tanaceto o manzanilla alemana, tu suero será de color verdoso debido a que estos aceites esenciales tienen color. Mejor todavía, ya que el color verde lucha estéticamente contra el rojo de la rosácea. No temas, este suero altamente penetrante no mancha la piel. Puedes aplicar sobre él tu tratamiento de día (opta entonces por una crema protectora orgánica certificada).

Caspa

La *caspa* es un problema muy común que afecta a hombres y mujeres, y se produce en el cuero cabelludo. Puede ser una forma leve de dermatitis, asociada a un prurito incesante. El rascado provoca la llamada caspa «seca». A veces la causa es una producción excesiva de sebo, y en este caso aparecen a veces bacterias u hongos leves que también pican y causan la caspa «grasa». En ambos casos, el propósito de los tratamientos cosméticos es calmar el cuero cabelludo hidratándolo, regular la producción de sebo y sanear la piel.

«BAÑO» CAPILAR

Para cabellos con caspa

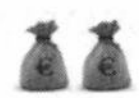

El «baño» capilar consiste en recubrir el cuero cabelludo con aceite vegetal para tratarlo antes del champú. En caso de caspa seca o grasa, se puede recurrir a un «baño» del cuero cabelludo con aceite de jojoba o de aceite de nigella. Hacerlo 1 o 2 veces por semana. La jojoba hidrata, suaviza la piel y regula el flujo sebáceo. La nigella limpia y calma. Se pueden mezclar los dos aceites a partes iguales o alternar la aplicación de uno y el otro.

El método:
Basta con frotar el equivalente de 1 a 3 cucharadas soperas de aceite sobre el cuero cabelludo y dejar actuar durante al menos 2 horas, o mejor toda la noche (asegúrate entonces de proteger la funda de almohada). Enjuágalo por la mañana con un champú apropiado. Este método es adecuado para todos, desde la adolescencia hasta la madurez pasando por el embarazo.

CHAMPÚ ANTICASPA

Para cabellos con caspa

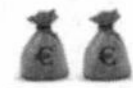

Para 100 ml de champú aproximadamente

En 95 ml de base limpiadora neutra o champú sin perfume orgánico certificado, agrega:

- 1 cucharadita de café de aceite de jojoba
- 10 gotas de aceite esencial de ylang-ylang o manzanilla noble a elegir

- 10 gotas de aceite esencial de romero verbenona
- 10 gotas de aceite esencial de lavanda real

Agita bien el champú antes de cada uso.

Si tienes el cabello muy graso, sustituye el aceite esencial de lavanda real por esencia de limón. Esto hará tu champú más líquido, pero no alterará su eficacia.
Si sufres de picazón muy intensa, sustituye el aceite esencial de romero por menta piperita, pero entonces evita cuidadosamente el contacto con los ojos.
Atención: este tipo de champú con aceites esenciales lo puedes usar a diario, pero no es adecuado para las mujeres embarazadas.

Cabellos frágiles y quebradizos

El cabello seco o quebradizo puede nutrirse y fortalecerse una vez por semana con un producto aromático apropiado.

Por una parte, el objetivo es **densificar el cabello** recubriéndolo con cuerpos grasos capaces de alisar la queratina del pelo y volverlo menos frágil. El aceite de jojoba, de aguacate y la manteca de karité proporcionan la fuerza y flexibilidad que necesitan los cabellos frágiles. Practicar un baño capilar como el descrito anteriormente es igualmente beneficioso para el cabello seco.

Por otra parte, buscamos **activar la circulación sanguínea** en el cuero cabelludo para irrigar mejor la raíz del cabello y hacer que sea más armonioso o más fuerte. Los aceites esenciales de abeto negro, canela e ylang-ylang proporcionan esta estimulación.

Cuidados especiales para el tono capilar

Para cabello seco y quebradizo

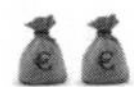

Para una sola aplicación

En un bol mezcla con un tenedor:

- 2 cucharadas soperas rasas de manteca de karité ablandada
- 1 cucharada sopera de aceite de jojoba
- 1 cucharada sopera de aceite de aguacate
- 5 gotas de aceite esencial de abeto negro
- 5 gotas de aceite esencial de ylang-ylang
- 1 *sola* gota de aceite esencial de canela

Una vez que la mezcla sea homogénea, aplica sobre el cabello el bálsamo obtenido, desde las raíces hasta las puntas. Masajea el cuero cabelludo unos minutos y luego frota las puntas secas entre las manos. Envuélvete la cabeza en una toalla previamente calentada y déjalo actuar 20 minutes como mínimo. También puedes dejar actuar el producto durante la noche si tienes paciencia. Luego enjuágate con un champú suave orgánico certificado. Quizá sea necesario que te pongas champú dos veces.

Aplicar aceite de jojoba o de aguacate en el cabello *antes* del champú permite transformar el champú en un tratamiento. Los cabellos secos, rizados o quebradizos lo aprecian especialmente. ¡Y también las personas que pierden mucho pelo!

Aceite fortificante para antes del champú

Para cabellos secos y quebradizos

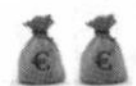

Para una sola aplicación

En un tazón mezcla con un tenedor:

- 3 cucharadas de aceite de jojoba
- 5 gotas de aceite esencial de abeto negro
- 2 gotas de aceite esencial de ylang-ylang

Masajea el cabello con el aceite aromatizado y tonifica bien el cuero cabelludo, amasándolo con las yemas de los dedos. Deja el aceite sobre la cabeza diez minutos y luego aplica tu champú como de costumbre antes de enjuagar a fondo.

Pérdida del cabello

Hay pérdidas del cabello y pérdidas del cabello. La alopecia androgénica está causada por la acción de las hormonas y no es controlable con cosmética. Del mismo modo, la caída del cabello relacionada con medicamentos es también rara vez evitable con productos de belleza. Sin embargo, abundan los cosméticos que prometen ralentizar la caída o detenerla por completo. ¡No te dejes engañar! Aparte de las preparaciones farmacéuticas (Minoxidil ®, etc.), pocas cosas pueden frenar realmente la pérdida de cabello de manera duradera.

Cuando se es *slow*, se consulta primero con un especialista para recibir un tratamiento adecuado y se sigue cuidadosamente para evitar decepciones. No obstante, es posible adquirir algunos hábitos naturales para activar la circulación sanguínea de los folículos pilosos y frenar la caída.

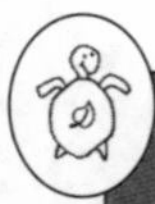

Buenos hábitos slow en caso de pérdida del cabello

- Cada vez que nos lavemos con champú, masajear cuidadosamente el cuero cabelludo con las yemas de los dedos. Lo ideal es conseguir que dicho cuero cabelludo se vuelva muy flexible y móvil. Se puede practicar el masaje mientras se aplica el champú con detergente habitual, pero también es posible utilizar un poco de aceite vegetal de argán, o valerse de la receta anterior, para masajear antes de aplicar el champú. El masaje debe ser suave, pero profundo. Los movimientos circulares con las yemas de los dedos son los más recomendados. No hay necesidad de frotar vigorosamente. El objetivo es activar la circulación sanguínea y relajar el cuero cabelludo.
- Si no se aplica el champú todos los días, masajear diariamente el cuero cabelludo durante 5 minutos. Puedes rociar sobre el cabello un poco de hidrolato de lavanda o romero para facilitar el masaje y humedecer la cabeza.
- Como complemento añadir al champú los famosos aceites esenciales «rubefacientes» o estimulantes para el crecimiento del cabello. No sobrepasar nunca las 3 gotas de aceite esencial para añadir a la dosis diaria de champú. Divide estas 3 gotas entre los siguientes aceites esenciales a elegir: pino silvestre, abeto negro, ylang-ylang o canela. Atención: ¡una sola gota de canela *como máximo* en cada lavado!

Cabellos blancos o grises

Antes de lanzarte a teñirte u oscurecerte el pelo, porque has descubierto un cabello gris, considera con calma la idea de no hacer nada. A veces un buen corte es suficiente para resaltar las cabezas blancas o plateadas... ¡y es muy *slow*!

De lo contrario, debes saber que es posible teñir el pelo de una manera muy natural, en lugar de utilizar los tintes químicos.

Los tintes convencionales que se venden en las tiendas o los que utilizan las grandes firmas de peluquería contienen colorantes (incluyendo las polémicas aminas aromáticas) que pueden causar reacciones alérgicas graves en el cuero cabelludo. Además, la manera en que actúan los productos convencionales es muy perjudicial para el cabello. El producto tiene como objetivo hacer entrar el color «en el interior» de la fibra capilar y para ello debe cambiar primero su estructura. Un poco agresivo, ¿no? Por último, recuerda que, al igual que todos los cosméticos industriales convencionales, los tintes para el cabello contienen muchos ingredientes sintéticos poco respetuosos con el medio ambiente y la piel en general.

Si eres sensible a estos argumentos, puedes optar por los productos de coloración naturales. ¿Cómo se reconocen? La mayoría tienen un sello ecológico (ver a partir de la página 77 para reconocer los sellos orgánicos). Los puedes utilizar en casa, pero el descubrimiento es a menudo más sorprendente si acudes a una peluquería profesional dedicada al colorante vegetal. Todavía son pocas, pero busca en internet o en tu barrio.

Las marcas que ofrecen tintes vegetales son poco comunes, pero aquí hay tres de confianza: Logona (tiendas orgánicas) K de Karité (en tiendas orgánicas o en internet) y Terre de Couleur (en internet y en unos pocos salones de peluquería).

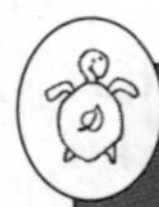

Buenos hábitos slow *para teñirse*

- Tomarse el tiempo necesario. Si utilizas colorantes sintéticos desde hace mucho tiempo, deberás dejar pasar un mes largo sin teñirte antes de empezar. Si no, tu cabello responderá peor a los tintes naturales. Durante la coloración, calcula más tiempo de lo habitual (entre 40 minutos y 2 horas aproximadamente). Ve a una peluquería la primera vez.
- Elegir el tono adecuado, sin pretender algo uniforme. Los colorantes naturales pueden oscurecer el cabello o cambiar el color pero no pone más claros o dorados los cabellos oscuros. Tampoco cubren uniformemente los cabellos blancos. Los colores oscuros se obtienen gracias a los extractos de henna, café, frutos secos, achicoria o madera. También se pueden conseguir reflejos rojos. Los rubios, más raros, se obtienen gracias a la manzanilla alemana, el ruibarbo o la tila.
- Disfrutar del tratamiento. Los tintes vegetales son auténticos cuidados para el cabello. La fibra del pelo simplemente se alisa y se recubre. El riesgo de alergias es muy bajo en comparación con los productos sintéticos.

Celulitis y piel de naranja

Los aceites esenciales combaten de maravilla la celulitis, ya que se pueden combinar varios para luchar contra todos los factores responsables de esta desgracia. Algunos aceites esenciales son capaces de «romper» las grasas, ya que contienen cetonas o moléculas lipolíticas. Los más eficaces son: romero verbenona, helicriso, salvia officinalis, limón y pomelo. Otros aceites esenciales activan la circulación sanguínea y proporcionan una verdadera «eliminación» o drenaje. A esta categoría pertenecen los aceites esenciales de cedro, ciprés, heliccriso y pachulí. Por último, para la celulitis más grave, la inflamatoria, añadimos al kit de primeros auxilios de aceites esenciales los conocidos por su acción antiinflamatoria. Pensemos en el eucalipto limonero, lavanda o lavandín y manzanilla alemana o noble. El secreto consiste en combinar tres o cuatro aceites esenciales en un aceite vegetal adecuado para obtener un aceite de masaje que se puede aplicar mañana y noche sobre las zonas a tratar. Atención: el masaje forma parte integrante de la prescripción y debe ser muy enérgico.

ACEITE DE MASAJE PARA LA CELULITIS

Para pieles con celulitis

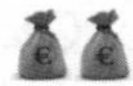

Para unos 100 ml de aceite aproximadamente

En un frasco de vidrio o de plástico de color ámbar de 100 ml, mezcla sucesivamente:

- 4 cucharadas soperas de aceite vegetal de calofilo
- 5 cucharadas soperas de aceite de avellana
- 30 gotas de aceite esencial de eucalipto limonero, o en su defecto de manzanilla o lavandín
- 50 gotas de aceite esencial de helicriso
- 50 gotas de aceite esencial de ciprés
- 40 gotas de esencia de pomelo

Masajea mañana y noche los glúteos, los muslos o las caderas si es necesario con aceite muy aromatizado. Efectúa pellizcos suaves y movimientos circulares durante 3 minutos en cada área. Lávate bien las manos después.
La piel estará más lisa y más firme después de una semana. En la mayoría de los casos, se notará una verdadera fusión de los depósitos de grasa después de 4 semanas, si acompañamos el tratamiento con una dieta un poco drenante y ejercicio (caminar y nadar).

Atención: este aceite de masaje altamente concentrado en aceites esenciales no es adecuado para mujeres embarazadas.

Ojeras y bolsas oscuras bajo los ojos

La mayoría de las veces las ojeras, al igual que las bolsas bajo los ojos, tienen un origen vascular. Son el resultado de una mala circulación sanguínea en la zona frágil que rodea el ojo. Las bolsas bajo los ojos son siempre una señal visible de una mala eliminación de los desechos y de las células grasas. Las ojeras azuladas son un signo de mala oxigenación de los tejidos.

En ambos casos, podemos hacer uso de los aceites vegetales y los aceites esenciales para tonificar los capilares sanguíneos y mejorar la circulación. El aceite de calofilo es una base primordial para el cuidado del contorno de los ojos, ya que activa la microcirculación. Combinado con aceites esenciales de helicriso, manzanilla alemana..., hará maravillas. Atención: debemos ser muy cuidadosos en la aplicación de un producto aromatizado cerca de los ojos. Si deseamos utilizar aceites esenciales, no debemos exceder nunca una dosis máxima de 0,5% de la fórmula (es decir, 1 sola gota de aceite esencial por cada cucharada sopera de aceite vegetal). Con la misma intención utilizaremos siempre muy poco producto y evitaremos aplicarlo demasiado cerca del borde de las pestañas ya que, en posición supina, el producto podría entrar en el ojo y causar irritación.

Ten en cuenta que si sufres de ojeras, más a menudo en la piel mate o mixta, ningún cosmético podrá, lamentablemente, mejorar la apariencia de la piel y será cuestión de recurrir al maquillaje (el famoso corrector para disimular y aclarar el párpado).

Suero antiojeras y antibolsas

Para todo tipo de piel

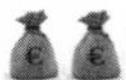

Para unos 20 ml de suero aproximadamente

En un frasco de vidrio ámbar de 20 ml, añade sucesivamente con la ayuda de un pequeño embudo:

- 1 cucharada sopera de aceite de calofilo
- 1 cucharada sopera de aceite de jojoba
- 2 gotas de aceite esencial de helicriso

Por la mañana y por la tarde vierte sobre el dedo índice una gota de la mezcla y frota los dedos índices uno contra otro antes de masajear el contorno inferior del ojo. ¡Ten cuidado de no meter aceite dentro! Una vez que se ha extendido bien el aceite, realiza un masaje muy ligero con el índice y el dedo medio. El masaje consiste en presionar muy ligeramente el dedo índice y luego el dedo medio sobre el párpado, imitando el movimiento de una ola. Comienza presionando la esquina externa del ojo un poco antes de relajar. Continúa con las presiones-relajaciones hasta la esquina interior del ojo para «drenar» la zona. Ten cuidado, hazlo con delicadeza para no dañar esta piel que es muy fina y frágil. Se debe masajear el área lo suficiente para que el producto penetre por completo. Seca después con un pañuelo, si es necesario.

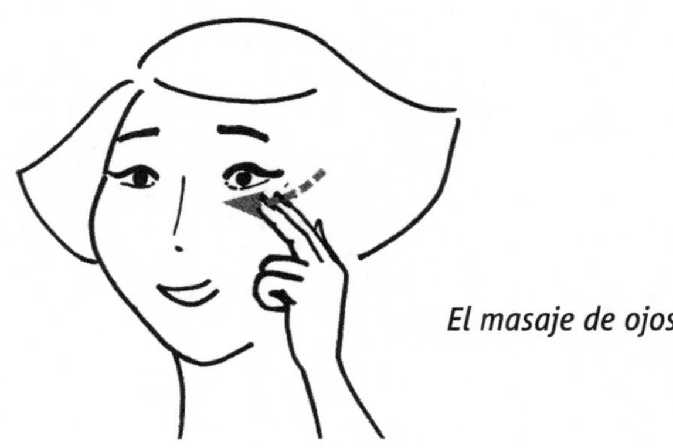

El masaje de ojos

Las **bolsas** también pueden atenuarse con los trucos de la abuela que han demostrado su eficacia: patatas, hielo y bolsas de té verde. ¡Todo ello lo encontrarás en tu cocina!

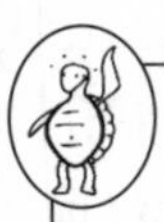

Trucos de la abuela eficaces y baratos

- **Patata:** Cortar en rodajas finas una patata cruda y pelada. Aplicar medias rodajas sobre los párpados inferiores humedecidos con agua y dejar actuar durante 10 minutos.
- **Hielo:** Mete un cubito de hielo grande en un pañuelo de algodón. Aplica una crema grasa en el contorno de los ojos y después pasa el hielo recubierto con un movimiento de vaivén. El frío descongestiona y hace desaparecer las bolsas.
- **Té verde o manzanilla:** Mete 2 bolsitas de té verde o de manzanilla en agua hirviendo durante unos 2 minutos aproximadamente. Saca las bolsitas del agua y déjalas enfriar en la nevera. A continuación aplica las bolsitas húmedas y frías sobre los ojos cerrados durante 10 minutos aproximadamente. La infusión de manzanilla es eficaz contra las bolsas y el té verde parece dar buenos resultados también en las ojeras.

Ficha *slow* n.º 4

¿CÓMO LUCHAR CONTRA LAS IMPERFECCIONES?

¡Haz la prueba! ¿Has adoptado los hábitos *slow?*

Buenos hábitos para una piel sana

Esto es slow	*Esto no es* slow
Saber que todo producto aplicado sobre la piel puede causar una alergia inofensiva y consumir aceites vegetales y aceites esenciales con confianza pero con cautela y criterio.	Creer que todos los aceites esenciales y todos los extractos de plantas son potentes alérgenos y tirarlo todo por la borda (en sentido figurado, por supuesto).
Preparar un kit de emergencia con algunos aceites esenciales cuidadosamente seleccionados y con un sello de calidad (HECT o HEBBD).	Tener un producto cosmético para cada problema de la piel y utilizar solo la mitad antes de tirarlo y pasar a otro tratamiento «todavía mejor».
Querer a nuestra piel tal como es, hacer las paces con uno mismo y aceptar verla evolucionar con el transcurso del tiempo.	Ver a nuestra piel como un enemigo, querer domarla a toda costa y pensar que los productos cosméticos están ahí para eso.
Hacer gimnasia facial cada día para fortalecer el rostro y mantenerlo joven más tiempo. Masajear el rostro todos los días.	Pensar que las cremas antiarrugas son capaces de rellenar la piel desde el interior y de mantener intacto el óvalo de la cara.
Respetar los cabellos mediante ingredientes naturales y reparadores.	Optar por una coloración química o, peor aún, aclarar los cabellos. Cambiar la textura de los cabellos con una permanente o alisado. Cambiar todo, todo el tiempo.

Reacciones de urgencia, sin estrés

Esto es slow	*Esto no es slow*
No temer la aparición de un grano. Saber que eso pasará en unos días y aplicar un aceite esencial si es necesario.	Pensar que se sufre de acné ante la aparición de un grano y espachurrarlo con los dedos antes de decapar la piel con alcohol o dentífrico y después ir a tres dermatólogos a la vez.
Tratar el acné regulando suavemente el flujo sebáceo con aceite de jojoba aplicado después una limpieza suave con arcilla y un hidrolato.	Pensar que el acné es suciedad y que hace falta limpiar la piel con jabón y una loción de alcohol antes de aplicar una crema ultraligera.
Calmar la piel seca o dañada por la dermatitis con aceite vegetal de caléndula, hipérico, borraja u onagra.	Exigir inmediatamente un tratamiento con cortisona ante la menor placa de dermatitis.
Luchar contra la caspa calmando el cuero cabelludo con aceites vegetales adecuados y, opcionalmente, aceites esenciales purificantes o antiprurito.	Usar un champú «anticaspa» que hace efecto unas horas y darse cuenta de que han pasado tres años desde que se utiliza sin obtener resultados de larga duración.
Mitigar las bolsas debajo de los ojos con un estilo de vida saludable y algunos trucos inteligentes (aceite, masaje, hielo...).	Pensar que un poco de cafeína y de petróleo del corrector de ojeras con aplicador de plástico hace milagros.
Reírse cuando aparece un cabello gris y preferir un buen corte o una coloración natural.	Teñirse de rubio si el pelo es de color castaño, y si es posible con un buen tinte caro completamente sintético.

Capítulo 7
Lo placentero: perfumarse, maquillarse y seducir

La *slow cosmétique* no implica necesariamente renunciar a la satisfacción de maquillarse, perfumarse o cambiar nuestra apariencia externa por placer. Cierto es que los productos de maquillaje y los perfumes convencionales son lo más sintético que hay. Con química a montones, las bases y las barras de labios presentan generalmente fórmulas muy decepcionantes y realmente poco ecológicas. En este sentido no son dignos de ser llamados productos *slow*.

Esta no es razón para renunciar al placer de usar productos de maquillaje o perfumes, ya que el placer es un concepto importante para los seguidores de la *slow cosmétique*.

¿Has dicho placer?

Como ya vimos en la primera parte del libro, la cosmética nos hace soñar y es importante tener en cuenta esta dimensión a la hora de consumir belleza. El sueño asociado a la cosmética convencional incita al placer: el placer de mimarse con productos divinamente perfumados, el placer de utilizar la misma agua de colonia que una celebridad que admiramos, el placer de ver cómo los ojos se iluminan bajo la sombra... Todo esto sienta muy bien al estado de ánimo y es precioso.

¿Has observado que tu crema de día favorita de 180 € está llena de petróleo? No te preocupes, todavía la puedes utilizar de vez en cuando siempre que seas consciente de que la estás comprando solo por el glamour que ofrece. La has comprado por el prestigio de la marca o por el precioso envase, como cuando te regalas una obra de arte.

Sin embargo, si eres un verdadero seguidor de la *slow cosmétique*, no comprarás nunca productos sintéticos. Al consumir productos orgánicos certificados o caseros, también se puede mantener la noción de placer. **La idea es, de hecho, mantener la mayoría de las rutinas de belleza destinadas a mejorar tu apariencia, pero sin dañar el planeta. Eso es lo que ofrece este capítulo.**

Todo esto es posible si uno está dispuesto a desarrollar su propio concepto de placer. En efecto, esta idea se expresa a veces de maneras un poco diferentes...

Cuando estés convencido de la *slow cosmétique*, sentirás un verdadero placer cuando te des masajes faciales, cuando fabriques un producto casero a tu medida, lo perfumes con aceites esenciales, lo filtres o lo guardes en la nevera varios días para que conserve todas sus cualidades.

También puedes disfrutar de la sencillez. ¿Cuándo te bañaste por última vez en el mar? ¿Te acuerdas de la emoción agradable del agua salada en la piel? ¿Y cuándo caminaste con los pies descalzos sobre la arena o la hierba fresca? El secreto del placer asociado a los cuidados cosméticos es la estimulación de los sentidos. En la misma línea respirar el aroma natural e intenso de un aceite esencial ya es un hábito muy *slow* para una belleza natural y una fuente de placer.

El placer de perfumarse al natural

Perfumes y aguas de colonia

Es desolador constatar que nuestras perfumerías y grandes almacenes están llenos de fragancias puramente sintéticas. No hay casi ningún perfume o colonia que se formule a partir de esencias puramente naturales. ¿Te hablan de una nueva fragancia de bergamota, cedro, vainilla o lirio? ¡Lamentablemente no! Todas las fragancias de última generación se obtienen por síntesis química. La relación con la naturaleza es muy sutil. Y si añadimos a esto que los perfumes están envasados en botellas que compiten en originalidad, combinando dorados brillantes y materiales plásticos teñidos, comprenderás que ha prevalecido el criterio del *marketing*. ¡Los ecologistas lo han criticado mucho!

Afortunadamente, desde que apareció la certificación orgánica algunos fabricantes han tomado la iniciativa de ofrecer fragancias más naturales, respetando las especificaciones orgánicas, y proponen perfumes más respetuosos a nuestros crédulos espíritus. Busca en tiendas orgánicas y prueba las aguas de colonia naturales. Deben llevar un sello orgánico, incluso si en estos productos los ingredientes orgánicos no son muy importantes. Esta es la única garantía de que el perfume es más natural.

La mayoría de estas aguas de colonia «orgánicas» están formuladas a base de alcohol natural, glicerina vegetal y aceites esenciales. No son ni más ni menos alergénicas que los perfumes convencionales. ¿Su presentación es peor? Sí, pero nos garantiza que no contiene ftalatos, colorantes o almizcle sintético nitrado, considerados tóxicos para la salud. Recuerda que los perfumes naturales se pueden utilizar para perfumar el pelo y la ropa, incluso varias veces al día. Esta es una manera simple de asegurar una agradable estela olfativa durante todo el día.

Si no encuentras lo que te gusta en las tiendas, hacer un perfume con aceites esenciales en casa es muy fácil. Para ello se utiliza vodka, una base alcohólica muy útil para perfumes o desodorantes. Elije un vodka blanco no aromático que puedes encontrar en supermercados. No te gastes una fortuna. Para dispersar los aceites esenciales en el alcohol necesitarás también glicerina vegetal. La puedes comprar en la droguería o pedirla en la farmacia local por un precio muy módico. También se encuentra en los sitios web de cosméticos caseros.

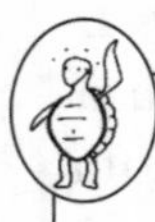

¿Cómo puedo saber si mi perfume favorito es sintético?

¡Difícil! A diferencia de otros cosméticos, los perfumes y las colonias no mencionan su composición detallada en el envase. En la mayoría veremos alcohol desnaturalizado y «perfume». Aquí prevalece el secreto comercial para proteger las valiosas composiciones de las fragancias de lujo.

Si tu perfume no lleva un sello ecológico u orgánico, puedes estar casi seguro de que contiene ftalatos para hacer que el alcohol no sea apto para el consumo, así como fragancias sintéticas (incluyendo almizcles nitrados o policíclicos). Se sabe que los ftalatos son disruptores endocrinos. Se han encontrado almizcles sintéticos en la sangre o la leche materna... Tú decides si todavía quieres jugar a las señoras empolvadas, o si prefieres experimentar con las aguas de colonia naturales.

¿Qué aceites esenciales utilizar para lograr un buen perfume?

Un perfume casero se debe hacer como un perfume clásico. Combinaremos siempre notas de fondo, notas de corazón y notas de cabeza.

Para la dosificación, contaremos siempre entre 80 y 100 gotas de aceites esenciales por 100 ml de perfume en total.

Por ejemplo, para un perfume con delicados aromas de cítricos, distribuiremos en 90 ml de vodka 30 gotas de aceite esencial de cedro para la nota de fondo, 40 gotas de aceite esencial de neroli para la nota de corazón y 30 gotas de esencia de pomelo o limón para la nota de cabeza (ver más adelante los aceites esenciales y su uso adecuado).

Una vez que entiendas esto, puedes combinar hasta 6 aceites esenciales. Ese es el número de veces máximo para cambiar, independientemente de la distribución. Se suelen usar muchos aceites esenciales para las notas de cabeza, que son las que se sienten primero, y no sobrepasar los 2 o 3 aceites esenciales para las notas de fondo y corazón juntas.

Para variar los placeres, también puedes utilizar extractos hidroalcohólicos de frutas o tinturas madre. Puedes encontrar estos productos en herboristerías o en internet. Las fragancias de estos extractos aromáticos son más intensas que las de los aceites esenciales. La vainilla, el benjuí y el coco son algunos de los aromas más populares. Los dosificaremos como los aceites esenciales, gota a gota.

Aquí tienes algunos ejemplos de aceites esenciales adecuados para la fabricación de perfumes caseros:

- **Aceites esenciales adaptados a las notas de fondo:** Las «maderas» y las moléculas «pesadas». Ejemplos: palo de rosa, madera de Ho, abeto negro, abeto balsámico, cedro del Atlas, ciprés, jara de Córcega, ylang-ylang, canela, enebro... La tintura de benjuí o el absoluto de vainilla también funcionan muy bien, pero no son realmente aceites esenciales.
- **Aceites esenciales adaptados a las notas de corazón:** Las «flores» y las «hojas». Ejemplos: lavanda real real, lavandín, manzanilla, geranio, lemongrás, palmarosa, jara de Córcega, ylang-ylang, neroli, naranjo amargo, rosa damascena, romero, salvia, melisa, menta verde, angélica o hierba luisa... A esta lista se pueden añadir los extractos hidroalcohólicos de coco, café y frutos rojos.
- **Aceites esenciales adaptados a notas de cabeza:** Las esencias cítricas o «hespéridas». Ejemplos: naranja dulce, limón, mandarina, pomelo, litsea citrata, lemongrás, palmarosa, neroli...

Habrás observado que algunos aceites esenciales se adaptan tanto a las notas medias como a las notas de cabeza.

AGUA DE COLONIA PERSONALIZADA CON ACEITES ESENCIALES

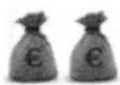

Para 100 ml aproximadamente

En un bonito frasco de cristal de 100 ml (recicla una botella que tenga pulverizador), añade sucesivamente con la ayuda de un embudo:

- 10 cucharadas soperas de vodka aproximadamente
- 1 cucharadita de café de glicerina vegetal (la encontrarás en la farmacia, en la droguería o en internet)
- 80 a 100 gotas de aceite esencial a elegir según las indicaciones descritas anteriormente

Cerrar el frasco y agitar la preparación. Dejar reposar en la nevera durante 48 horas agitando el envase varias veces al día para difundir bien los aromas en el alcohol.
Cuanto más tiempo se deje reposar, más se expresará el perfume. Si al cabo de unos días parece demasiado fuerte, puedes agregar un poquito de agua mineral a la mezcla y dejarlo reposar de nuevo. Utiliza esta agua de colonia aromática en la piel, el pelo o la ropa. Eso sí, evita rociar la ropa clara y delicada.

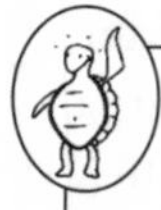

¡Un perfume fallido no está perdido!

Si tus primeros perfumes no te sientan bien, no dudes en usarlos entonces como ambientadores para la casa rociando en las esquinas de las habitaciones o en la parte superior de las puertas.

Sé prudente con los aceites esenciales. Prueba tu perfume en una pequeña zona del hombro o en el brazo antes de usarlo todos los días.

Los perfumes sólidos

Una forma muy *slow* y muy fácil de perfumarse es utilizar una pastilla de perfume sólido. Las pastillas de perfume se pueden llevar a todas partes y se presentan en forma de bálsamos sólidos para aplicar con el dedo en la base del cuello, las muñecas o la nuca. Pocas marcas las ofrecen, pero las puedes encontrar en internet si buscas «perfume sólido». Podemos citar aquí las marcas Lush y A Word of Oils que utilizan materias naturales. También puedes hacerte una con mantecas vegetales y aceites esenciales.

Pastilla de perfume de aceites esenciales

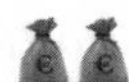

Para un bote de 10 ml aproximadamente

Derrite al baño María:

- 1 cucharadita de café de manteca de karité
- 1 cucharadita de café de aceite de jojoba o de almendras dulces
- ½ cucharadita de café de cera de abejas (unas cuantas escamas)

Retira del fuego la mezcla derretida. Antes de que se solidifique, añade las siguientes fragancias: 6 gotas de aceite esencial a elegir para la nota de fondo (por ejemplo, para un perfume exótico: ylang-ylang), 6 gotas de aceite esencial a elegir para la nota de corazón (por ejemplo, para un perfume exótico: geranio bourbon); 6 gotas de esencia de cítricos o aceite esencial a elegir para la nota de cabeza (por ejemplo, para un perfume exótico: pomelo).
Vierte la mezcla todavía líquida en un frasquito de vidrio o de plástico bien hermético y déjalo reposar en la nevera 48 horas antes usarlo.

Debemos tener en cuenta que este perfume sólido se presenta en forma de bálsamo duro. Por tanto, habrá que frotar el dedo sobre él para calentarlo un poco antes aplicarlo sobre la piel a toquecitos.

Desodorantes

Los desodorantes que se venden comercialmente son muy criticados por sus fórmulas susceptibles de ser alergénicas, perjudiciales para el sistema endocrino e incluso cancerígenas.

El debate se centra principalmente en las sales de aluminio, culpables de todos los males, que se encuentran en las fórmulas de los antitranspirantes. Aunque el debate continúa debido a que todavía hay muchas zonas oscuras, actualmente se admite que los desodorantes que contienen una cantidad importante de aluminio son peligrosos para la salud a largo plazo. En un informe reciente publicado por la Afssaps* (agencia francesa que supervisa la seguridad y la conformidad de los cosméticos) se establece que se han observado efectos neurotóxicos y efectos sobre los testículos y los espermatozoides en animales a los que se les han administrado repetidamente. En los seres humanos solo se han conocido efectos adversos, tales como neurotoxicidad o anemia, en pacientes con insuficiencia renal expuestos crónicamente al aluminio. ¡Pero aun así, bueno no es! Simultáneamente, un estudio sobre la absorción cutánea del aluminio promovido por la Agencia advierte que el aluminio se encuentra ampliamente distribuido por todo el cuerpo y que puede llegar al cerebro y atravesar la barrera placentaria. Su eliminación por vía renal puede llevar varios años. Todos estos elementos y muchos otros han llevado afortunadamente a los legisladores pertinentes a limitar la presencia de aluminio en las fórmulas. ¿Está a salvo el honor? No, porque el aluminio y sus sales están todavía presentes en muchas fórmulas y los consumidores son los que tienen que asumir su responsabilidad, aunque estén muy mal informados.

---

* Informe de evaluación Afssaps de octubre de 2011 «Evaluación de riesgos de la utilización de aluminio en productos cosméticos.»

Si te sientes *slow*, rechaza las fórmulas de los desodorantes que te planteen dudas. La presencia de aluminio o sus derivados, parabenos o cualquier ingrediente químico considerado cuestionable, debe animarnos a no consumir el producto. Si tienes dudas, lee la parte del libro dedicada a los componentes químicos (ver página 54).

¿Qué desodorante elegir?

En la jungla de los desodorantes no es fácil identificar las fórmulas inofensivas. Además, muy pocas realmente lo son, porque incluso las más naturales son a veces alergénicas o irritantes a causa del alcohol o de los aceites esenciales que contienen. Todo es una cuestión de elección y de sensibilidad personal.

Una primera actitud *slow* es no comprar nunca un desodorante que no lleve un sello orgánico. De esta manera, ya estamos evitando cualquier ingrediente dudoso. Consulta la sección del libro dedicada a los sellos orgánicos para identificar los productos adecuados en las tiendas (ver página 77). Después, nos queda evaluar, mediante una prueba de ensayo y error, la sensibilidad a uno u otro producto. Lo normal es que no encontremos a la primera el desodorante que mejor se adapte a nuestras necesidades.

Un segundo enfoque todavía más *slow* consiste en confiar en los remedios de la abuela para prevenir los olores de la transpiración, o para hacer un desodorante casero.

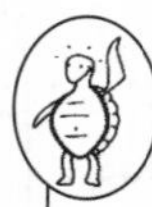

Consejos de la abuela contra la transpiración

- **Aromaterapia:** Aplicar mañana y noche sobre las axilas depiladas o afeitadas un poco de crema o leche corporal orgánica certificada, a la que se agregará una gota de aceite esencial de palmarosa y otra de geranio. Este hábito reduce la sudoración abundante, ya que el geranio es astringente y la palmarosa limpia. No lo hagas si estás embarazada.
- **Alumbre:** Utilizar piedra auténtica de alumbre en las axilas húmedas. Asegúrate de que se trata de una piedra de *Alum potassium* (o sulfato doble de aluminio y potasio). Es una sal mineral natural con propiedades astringentes y antitranspirantes. Paradójicamente, es un remedio natural muy crítico. Sus detractores dicen que es potencialmente tan peligroso como las sales de aluminio de los desodorantes descritos anteriormente. Sus seguidores consideran que no hay peligro, ya que las moléculas depositadas en la aplicación manual son demasiado grandes para penetrar realmente la piel. Por el momento la *slow cosmétique* sigue recomendando la piedra de alumbre, pero con moderación.
- **Bicarbonato:** Frotar un poco de bicarbonato sódico en las axilas húmedas. Luego secarse con la toalla a golpecitos. Es desagradable aplicarse bicarbonato debido a los granitos, ¡pero es magnífico para mitigar la sudoración y el olor durante horas! También se puede agregar una gota de aceite esencial de geranio o de laurel a una pequeña dosis de bicarbonato para perfumar el polvo.
- **Arcilla blanca:** Aplicar con la palma de la mano un poco de arcilla blanca, como el talco, sobre las axilas bien limpias y *completamente secas*. La arcilla blanca se encuentra en farmacias y también se puede perfumar antes de usar (ver receta a continuación «Polvo perfumado»).
- **Hamamelis:** El hidrolato de hamamelis (*Hamamelis virginiana*) o «agua de hamamelis» es una loción muy astringente que cierra eficazmente los poros y puede actuar como desodorante para la gente que suda poco. También se utiliza en fase acuosa como ingrediente para hacer desodorantes caseros.

POLVO DESODORANTE PERFUMADO

Para todo tipo de piel

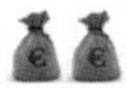

Para unos 50 g aproximadamente (equivalente a un salero grande de mesa)

En un bol de cerámica, plástico o vidrio, mezcla con un tenedor de plástico o de madera:

- 3 cucharadas soperas de arcilla blanca ultraventilada y por tanto muy fina
- 1 cucharadita de café de bicarbonato de soda alimentario
- 10 gotas de esencia de pomelo
- 10 gotas de aceite esencial de lemongrás

Remueve bien hasta que los aceites esenciales se dispersen en el polvo. Si es necesario, usa un pequeño batidor o un mortero. Una vez que la mezcla sea homogénea y seca, sin grumos, vierte el polvo en un salero grande vacío utilizando un embudo.

Úsalo como talco y aplica con la yema de los dedos o con una borla una pequeña cantidad de polvo sobre las axilas bien secas. También puedes utilizar este polvo perfumado para los pies o los zapatos.

Si el polvo te resulta demasiado espeso, puedes reemplazar la arcilla blanca por harina de tapioca (en tiendas asiáticas), pero entonces estará más indicado como polvos perfumados para el cuerpo.

El polvo aromático se conserva varios meses sin problema a temperatura ambiente, pero preservándolo de la humedad. Se pueden variar sus resultados placenteros cambiando los aceites esenciales. Los de lavanda, geranio, laurel y salvia, y las esencias de cítricos, son especialmente apropiados.

DESODORANTE AROMÁTICO EN AEROSOL

Para todo tipo de piel, excepto las sensibles

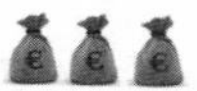

Para 100 ml desodorante aproximadamente

En un frasco de vidrio o de plástico de 100 ml con vaporizador vierte sucesivamente con la ayuda de un embudo:

- 6 cucharadas soperas de agua de hamamelis (en herbolarios o por internet)
- 2 cucharadas soperas de vodka
- 1 cucharada sopera de glicerina vegetal (en farmacias, internet o droguería)
- 15 gotas de aceite esencial de salvia sclarea, limón o geranio de Egipto a elegir (puedes dividir las 15 gotas entre varios aceites esenciales)

Cierra el frasco y agita bien la preparación. Utilízalo como desodorante en spray, agitándolo antes de cada pulverización. La mezcla se conserva durante 1 mes más o menos.

El placer de maquillarse al natural

Los productos de maquillaje son, desgraciadamente, lo menos *slow* que hay...

¡Mujer! Si tu conciencia vibra con la llamada del retorno a lo básico, es evidente que puedes hacerlo sin maquillaje y vivir feliz, en armonía con nuestro planeta. Debes aceptar la incomprensión de tu entorno... En serio, si tu carácter te lo permite, puedes hablar con calma de tu elección, citando, por ejemplo, las verdades contenidas en este libro. Tal vez alguien te imite...

Sin embargo, si eres sensible a la actitud *slow*, pero sigues profundamente apegada a lo que el maquillaje te ha dado hasta el momento, puedes adoptar un consumo de productos más responsables. Eso es lo que vamos a presentar a continuación.

«Maquillaje natural», ¿de qué estamos hablando?

La cosmética natural, como hemos visto, se inclina por los productos orgánicos certificados o formulados a base de plantas, que pueden ser preparados por uno mismo en casa. El maquillaje natural es otra cuestión mucho más compleja. De hecho, actualmente hay pocas marcas de maquillaje que formulen según los principios de la cosmética orgánica. Es mucho más difícil evitar la química sintética para conseguir productos coloridos y agradables.

En cuanto a la idea de hacer maquillaje en casa, esta es una opción muy difícil. En términos de maquillaje, todo es cuestión de texturas y colores. Una base debe tener una textura perfecta para fundirse con la piel y suavizar las imperfecciones, coloreándola con discreción. El lápiz labial debe tener una buena adherencia. Una sombra de ojos debe ser suficientemente ligera pero colorida. Es muy difícil reproducir las maravillas de la formulación química de los productos de maquillaje con lo que la Madre Naturaleza nos ofrece.

Es cierto que, en internet o en algunos libros podemos encontrar la fórmula para hacer toda una parafernalia de maquillajes dignos de ese nombre. Pero las fórmulas de los productos de maquillaje no son tan fáciles como las de los aceites y cremas de belleza. Las recetas de los productos de maquillaje naturales requieren siempre ingredientes raros y difíciles de usar. De hecho, para hacer una buena base es necesario: una cera emulsionante muy fina, pigmentos de varios colores y, a veces, sustancias minerales capaces de reflejar la luz. Lo mismo ocurre con las sombras de ojos. Solo las personas entusiastas de la cosmética casera encontrarán placer al fabricar estos productos. Afortunadamente, para la ecología y la salud de nuestra piel, cada vez son más numerosas. Para el resto, **la *slow cosmétique* recomienda consumir únicamente los productos de maquillaje cuyas fórmulas contengan un mínimo de ingredientes sintéticos.**

Merece la pena mencionar aquí algunas marcas que tienen una buena experiencia en este campo y ofrecen gamas de maquillaje respetuosas con la piel y el medio ambiente: Une, Dr. Hauschka, Couleur Caramel, Elysambre, Terrabio, Lavera, Logona, Phyt's, Mosqueta's, Santé Naturkosmetik, Nvey Eco y Terre d'Oc.

Hay que buscarlas un poco, a excepción de Une, que está en todas las perfumerías y grandes almacenes. El resto suelen estar disponibles en tiendas orgánicas o especializadas o en farmacias y parafarmacias. Terrabio y Phyt's suelen venderse en los salones de belleza. ¡Las perfumerías están luchando para venderlas! Hay otras marcas de maquillaje orgánico que cada vez están más disponibles; consulta en tu tienda habitual y solicita maquillajes ecológicos que lleven alguno de los sellos.

Unificar y matificar la tez

El secreto de un maquillaje de éxito radica en presentar un cutis perfecto. El truco consiste en difuminar y matificar las imperfecciones de la piel del rostro. Para hacer más finos los poros y uniformar el color la de tez, aplica una base del mismo color que tu piel o un polvo con un poco de color, ya sea compacto o suelto. También puedes aplicar la base y luego el polvo. Para obtener los mejores resultados, es necesario que la piel esté perfectamente hidratada antes, de ahí que se utilice normalmente una crema hidratante o un suero como base.

Hemos visto que la *slow cosmétique* utiliza el aceite vegetal como crema hidratante. Una vez masajeado uniformemente sobre el rostro, el aceite penetra en la piel en 1 o 2 minutos y deja un tacto sedoso que no es graso, pero que está más presente que una crema. Esto no impide aplicar el maquillaje después.

Lo ideal es aplicar un aceite hidratante en pequeñas cantidades y dar un masaje para hacerlo penetrar. Transcurridos 2 minutos, aplicar un polvo de color, compacto o no. El polvo también puede unificar la tez por sí mismo y darle un acabado mate. Por favor, ten en cuenta que solo los polvos 100% minerales o vegetales son realmente naturales. ¡Búscalos!

Entonces, ¿sin base? De hecho, es opcional, ya que después del aceite y el masaje la piel se empapa con ingredientes nutritivos y se reaviva la luminosidad del cutis, así que es suficiente con un polvo de color. Además, las bases comerciales generalmente están llenas de ingredientes petroquímicos, siliconas y colorantes. Desde hace tiempo, cada vez hay menos mujeres que utilicen la base líquida, tan difícil de aplicar sin dejar un efecto «escayola». Si tú no puedes renunciar a ello, opta por una base de marca orgánica (ver las que hemos mencionado anteriormente). Si te sientes cómoda con el polvo que se aplica con brocha o esponja, elige uno de los cuidados ecológicos o hazlo tú misma. Atención: hacer un polvo matificante es fácil, pero para obtener los colores de las fórmulas comerciales tendrás que comprar ingredientes y pigmentos poco comunes que solo se pueden encontrar en la farmacia o en internet (ver la lista de direcciones página 245).

POLVO MATIFICANTE SIN COLOR

Para todo tipo de piel

Para 50 g aproximadametne

En un frasco de mermelada limpio y desinfectado, vierte:

- 3 cucharadas soperas de polvo de arroz micronizado (como alternativa, puedes utilizar almidón de arroz, harina de arroz bien fina o harina de tapioca, pero el resultado será un poco menos refinado)
- ½ cucharadita de café de almidón para el baño (en la farmacia o droguería)
- 2 gotas de aceite esencial de lavanda real real o de lavandín

Con la ayuda de un mortero, machacar y mezclar bien la sustancia polvorienta. Cerrar el frasco y agitar en todas las direcciones. Aplica una pequeña cantidad de polvo en la cara con una brocha o, en su defecto, con una esponja. Atención, este polvo perfumado es matificante, pero no realza la tez. Si te aplicas demasiado, incluso tiende a blanquear. Por tanto, no puede competir con los polvos comerciales, pero en cambio es 100% natural.

¿Con qué dar color a los productos de maquillaje *slow?*

Comprendemos que es muy difícil preparar en casa productos de maquillaje que puedan competir con las coloridas formas del mercado. Por esta razón, para el maquillaje y los ojos es aconsejable confiar en algunas marcas de maquillaje orgánico mencionadas anteriormente. Sin embargo, podemos probar y realizar polvos y cosméticos a base de colorantes naturales. Pero necesitas saber cuáles utilizar.

Pigmentos y «óxidos»

Los pigmentos colorean finamente los preparados cosméticos. Hay muchos colores que permiten obtener una muy amplia gama de tonos diferentes. Los pigmentos naturales son de origen vegetal o mineral. Conocemos, por ejemplo, los ocres amarillos o rojos, que vienen de las tierras del sur, o los polvos vegetales de añil, urucum y cúrcuma, que son de color azul, rojo y amarillo respectivamente. Estos ingredientes se pueden añadir en pequeñas cantidades para dar un discreto color a las fórmulas.

Los óxidos minerales, derivados del hierro o del cinc, por ejemplo, son los pigmentos que mejor se adaptan para el maquillaje. El óxido de zinc es el más conocido, pero solo sirve para aligerar un color debido a que es un polvo blanco. Se utiliza diluyéndolo en la fase oleosa de un producto para hacerlo más suave o más antiséptico.

Los otros colorantes «óxidos» se obtienen a partir de mezclas de varios minerales. Se combinan, por ejemplo, óxido de hierro y sílice para el amarillo, y azul de ultramar y sílice para el azul. Debemos reducir a polvo fino estos pigmentos en el mortero antes de añadirlos del 1 al 10% en el aceite o manteca vegetal. La operación es complicada debido a que la mezcla no se produce fácilmente.

Para colores más irisados y brillantes se utilizan micas, es decir, unos pigmentos minerales cuyo color es iridiscente y más luminoso. Esto explica su uso en sombras de ojos y barras de labios.

Colorantes vegetales

Polvo de añil para el azul, cúrcuma para el amarillo, jugo de remolacha para el rojo… Las plantas también pueden ayudarnos a colorear nuestros preparados. Sin embargo, se deben dosificar con mucho cuidado y el color conseguido nunca será idéntico al de los pigmentos sintéticos de la industria cosmética.

¿Dónde encontrar estos colorantes?

Todos estos pigmentos se pueden encontrar bajo pedido en las buenas droguerías o en internet (en sitios especializados en cosmética casera). No cuestan más de unos 5 euros por 50 gramos aproximadamente y siempre se utilizan en cantidades muy pequeñas.

Descubramos ahora una receta de polvo coloreado para realzar el brillo de la cara. Atención: esta receta se presenta a título informativo para los que están más deseosos de hacer todo por sí mismos. ¡El efecto no es comparable al de las fórmulas comerciales! También habrá que adaptar esta receta a los ingredientes que encuentres en el comercio, pero respetando las proporciones.

POLVO DE SOL SLOW

Para todo tipo de piel

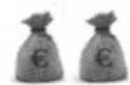

Para un frasquito o polvera de menos de 5 g

En una pequeña bolsa de plástico transparente (como las bolsas para alimentos con cierre) vierte:

- 4 cucharaditas de café de polvo de seda, o de polvo de raíz de lirio, o polvo de arroz micronizado o, en su defecto y como último recurso, harina de tapioca (el polvo de seda es más caro, pero se adapta mejor; calcula unos 20 euros por 50 g en la farmacia o en internet)
- ½ cucharadita de café rasa de pigmento óxido de color amarillo o de cúrcuma
- ½ cucharita de café rasa de pigmento óxido de color marrón, chocolate o «tierra de siena»
- 1 pizca de mica de color «oro»

Amasa la bolsa durante un rato hasta la mezcla total de los pigmentos con el polvo blanco. Debes obtener un polvo de color cacao iridiscente. Puedes corregir el color con una pizca de más o de menos de pigmentos.
Vierte el polvo de color en un pequeño frasco hermético o una polvera vacía. El polvo se puede guardar a temperatura ambiente, lejos de la humedad, durante más de 3 meses y medio.
Utiliza este polvo sobre la cara hidratada extendiéndolo uniformemente con la brocha. Antes de la aplicación retira el exceso de la brocha apretándola en el borde del recipiente. ¡No es necesario ponerse mucho!

¿Una base cero defectos con la *BB cream slow*?

Si eres una fanática del maquillaje, lo más probable es que tengas algunos problemas al principio para aplicar el aceite hidratante y tener paciencia para que penetre antes de aplicarte el polvo. El aceite hidratante penetra, sin duda, pero es cierto que deja la piel un poco «resbaladiza», lo cual puede hacer tediosa la aplicación del maquillaje.

Se puede hacer la aplicación más fácil cambiando un poco el hidratante que se utiliza primero en la piel. En lugar de masajear un aceite en la cara, es mejor masajear una crema grasa lisa, cuyo efecto es similar a las recientes «BB creams» repletas de siliconas que dejan un cutis perfecto. El secreto de las *BB creams* es la silicona. El secreto de una receta más *slow* es el almidón de arroz o la Maizena (almidón de maíz). Al añadir una pequeña cantidad de almidón al aceite tibio, la aplicación se vuelve muy suave y muy penetrante y por eso se utiliza muy poca cantidad. Al igual que una *BB cream*, el producto hidratante se deposita sobre la piel y refina el grano y los poros. El cutis queda mate y perfecto. Además, el almidón presente en la crema hidratante permitirá «enganchar» los pigmentos en los polvos o en la base para aplicarlos después con una brocha. El almidón de arroz se encuentra en farmacias o en droguerías. *Atención*: si es en cristales (ya que normalmente se toman baños con almidón), habrá que reducirlo a polvo fino con el mortero. En cuanto al almidón de maíz o Maizena, se encuentra en supermercados como aglutinante para salsas.

Atención: Esta receta se ofrece a título informativo para los fanáticos de los cosméticos caseros. No compite con las fórmulas comerciales.

BB CREAM PARA USAR COMO BASE

Para todo tipo de piel

Para unos 35 ml de crema aproximadamente

Atención: Es necesario tener una balanza de precisión para pesar almidón.

En un recipiente para poner al baño María (una fuente pyrex...), añade *sucesivamente* removiendo cada vez:

- 5 g de almidón de arroz o de maíz (en su defecto, de Maizena) aplastado con una mano de mortero
- 1 cucharada sopera de aceite de jojoba
- 3 cucharadas soperas rasas de manteca de karité

Derrite al baño María y bate suavemente con un pequeño batidor de cocina hasta que la mezcla esté suave. Hay que conseguir un aceite sin grumos. A continuación, retira la preparación del baño María y mientras se enfría añade si quieres 2 gotas de aceite esencial de lavanda real o niaulí para perfumar.
Vierte la crema obtenida en un frasco esterilizado y deja reposar 24 horas en la nevera. Después, utilízala todos los días como crema hidratante y protector en lugar de tu aceite habitual. Calienta un poco del producto en las manos antes de masajearlo de manera uniforme sobre el rostro antes del maquillaje.
El tratamiento se conserva al menos 3 meses, si no se expone al calor.

Maquillar los ojos

Al igual que con el cutis, el maquillaje de ojos más *slow* es el que proponen las marcas que prescinden de los pigmentos sintéticos o animales y que no lleva derivados de la petroquímica o la minería. Encontrarás en las tiendas lápices y sombras de ojos muy naturales de las marcas citadas en la página 210. En el caso del rímel sigue siendo un poco difícil, pero hay algunos (marcas Logona, Lavera, Terrabio...).

En cuanto a sombras de ojos, las más naturales contienen un poco de aceite o manteca vegetal y son, por tanto, verdaderos cuidados para la piel delicada. ¿Qué más se puede pedir cuando sabemos que los cosméticos convencionales tienden a secar la piel o irritarla?

Podemos hacer estas sombras en casa, pero también es un ejercicio muy difícil y con resultados inciertos. El método es, no obstante, siempre el mismo. Añadimos los pigmentos sabiamente dosificados a una manteca vegetal solidificada gracias a la cera (de abejas, de aceite de oliva...). Para elegir los pigmentos, consulta el apartado de la página 212.

A título puramente informativo, aquí tienes una receta para hacer una sombra de ojos azul para aplicar con el dedo sobre los párpados, como la mayoría de las sombras actuales. De hecho, las sombras más fáciles de hacer en casa tienen la textura de una crema grasa. Si quieres lanzarte a realizar otras sombras, mantén las proporciones y cambia los pigmentos. Seguramente necesitarás ensayar unas cuantas veces.

Sombra de ojos cremosa «cielo»

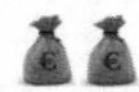

Para un envase de 10 g aproximadamente

Atención: Necesitarás una balanza de precisión para pesar la cera y los pigmentos. Puedes conseguir estos en la droguería o en internet.

En un recipiente adecuado (un pequeño bol de pyrex, por ejemplo) funde al baño María:

- 6 g de manteca de karité
- 1 g de cera de abejas
- 1 gota bien colmada de aceite de jojoba

Una vez que la preparación esté derretida, retírala del fuego y añade poco a poco mientras vas batiendo: 0,5 g de óxido de zinc (blanco), 0,3 g de polvo de añil finamente machacado (insiste para que el polvo esté bien fino), 0,5 g de mica de color blanco o plata.
Remuévelo y después viértelo en un pequeño frasco hermético y déjalo enfriar. Puedes utilizarlo al día siguiente untándolo con el dedo sobre los párpados.

Maquillar los labios

Labios suaves, carnosos y bellamente sonrosados... Todo el mundo sueña con esto. ¡Y se puede conseguir! La *slow cosmétique* permite cuidar los labios de forma natural, sin obligarnos a comer kilos de derivados petroquímicos durante toda la vida. ¿Sabías que una mujer que se maquilla **ingiere un promedio de 3 kg de lápiz labial a lo largo de su vida?** Por tanto, debemos evitar los compuestos cuestionables de la industria cosmética convencional...

El secreto de unos labios hermosos es cuidar de la boca en 3 pasos fundamentales:

1. Exfoliar
2. Cuidar
3. Embellecer

1. Exfoliar los labios naturalmente

La piel de los labios es muy frágil, porque, como carece de glándulas sebáceas y sudoríparas, se seca rápidamente y a veces puede agrietarse. Realiza una ligera exfoliación de los labios más o menos una vez por semana para suavizar y eliminar las pieles muertas de los labios. Esta exfoliación se puede realizar frotando un cepillo de dientes suave humedecido en arcilla blanca sobre los labios húmedos. Sí, hace cosquillas, pero es muy eficaz.

También podemos recurrir a un exfoliante más apetecible con azúcar y miel.

EXFOLIANTE LABIAL DE AZÚCAR Y MIEL

Humedece un bastoncillo de algodón en un poco de miel líquida para formar una gran gota de miel alrededor de la cabeza de algodón.
Una vez empapado el algodón, hazlo rodar suavemente en un plato pequeño en el que hayas repartido 1 cucharadita de café de azúcar fina en polvo. Así conseguiremos una bola de miel y azúcar en el extremo del bastoncillo de algodón.
Después, frota la mezcla sobre tus labios con pequeños movimientos circulares. Repasa varias veces e insiste en las pieles muertas hasta hacerlas desaparecer. Si es necesario, termina masajeando los labios con un cepillo de dientes suave.
Enjuaga con agua tibia y aplica inmediatamente un toque de crema hidratante en los labios o un toque de manteca de karité reblandecida.

2. Cuidar los labios

Para nutrir y proteger los labios, ya vimos en el capítulo 5 que la manteca de cacao y la manteca de karité son ingredientes *slow* muy recomendables. Cuando sientas alguna molestia en la boca (labios tirantes, hormigueo...), puedes aplicar con el dedo un poco de manteca de karité reblandecida para hidratar y calmar. También se puede realizar cada mañana un pequeño masaje con el dedo con manteca vegetal y después morder con los labios un pañuelo de papel para eliminar el exceso. A continuación, empólvate los labios si deseas aplicar una barra de labios muy intensa. Este tratamiento exprés hidrata en profundidad, suaviza y prepara los labios para recibir el posterior maquillaje.

Cada noche, después de desmaquillarte los labios con el producto adecuado (ver capítulo 4) puedes masajeártelos con un poco de manteca de karité calentada entre el pulgar y el índice. Si prefieres un bálsamo más compacto, puedes elaborar un ungüento reparador con manteca de karité y aceites esenciales. Encontrarás una receta de bálsamo labial protector en la página 152. Para una mezcla cremosa, puedes seguir la receta siguiente.

BÁLSAMO CREMOSO PARA LOS LABIOS

Para un tarro de 10 g aproximadamente

Al baño María o una cacerola pequeña, derrite a fuego lento:

- 1 cucharadita de café de manteca de karité
- 1 cucharadita de café de aceite de coco sólido
- 1 cucharadita de café de aceite vegetal de jojoba

Retira del fuego una vez que la mezcla sea homogénea. Mezcla con una espátula, si es necesario. Mientras la mezcla se enfría, añade 1 gota de aceite esencial de jara y 1 gota de aceite esencial de geranio de Egipto. Si no te gusta el aroma del geranio, opta por 1 gota de menta piperita. Vierte en un pequeño frasco de vidrio o de plástico rígido y deja reposar 24 horas en la nevera.
Este bálsamo fundente se aplica con el dedo y se conserva unos 2 meses alejado del calor.

3. Maquillar los labios

Ya sabes que las barras de labios industriales, incluso las de las marcas más importantes, no se pueden consumir bajo un enfoque *slow*. Su fórmula contiene demasiados contaminantes o sustancias cuestionables. Nadie quiere comer petróleo, pero todas las mujeres que todavía no han leído este libro lo hacen.

Si eres fan de una barra de Dior, Chanel, Guerlain o cualquier otra prestigiosa marca, tienes dos opciones. En primer lugar, puedes instalar un pequeño altar en casa para invocar la memoria de la querida barra de la que te has separado. O simplemente, puedes conservar estos productos solo para ocasiones especiales y por tanto reducir su consumo.

Una vez que decidas prescindir de las barras de labios químicas, puedes continuar maquillándote los labios con productos orgánicos certificados. Las marcas orgánicas mencionadas anteriormente en este capítulo (página 210) ofrecen barras de labios bastante atractivas, en tonos que van desde el rojo brillante hasta un cálido terracota. Sus barras labiales siguen criterios de formulación estrictos y tanto su base oleaginosa como sus colorantes son respetuosos con el planeta y con la salud.

Si deseas llevar tu enfoque ecológico hasta el final, también puedes intentar hacer una barra de labios casera. Recordemos que, al igual que con el resto de recetas de maquillaje casero, generalmente los procesos son complejos y los resultados no pueden competir con las fórmulas comerciales. Así que, de ahora en adelante utilizarás productos orgánicos certificados y caseros con conocimiento de causa.

BARRA DE LABIOS BRILLANTE ROSA

Para un tarro muy pequeño (tipo los de mermelada pequeños)

En un recipiente adecuado (pyrex u otro), fundir al baño María muy suavemente:

- 2 cucharadas soperas de aceite vegetal de macadamia
- 1 cucharadita de café de gránulos de cera de abeja (en tiendas orgánicas o en internet)
- 1 cucharadita de café de manteca de karité

Retirar del fuego una vez que la mezcla sea homogénea. Esperar 1 minuto hasta que la mezcla comience a cuajar. Mientras lo remueves con un batidor o espátula, añade poco a poco 1 cucharadita de café de jugo de remolacha. Comprueba el color y añade otra cucharadita más si quieres un rosa más intenso. El equivalente a 1 cucharada sopera debería ser suficiente para obtener un color como de fresas trituradas. No obstante, puede conseguir un rosa claro con menos jugo de remolacha.

Antes de que el bálsamo se solidifique, añadir 1 sola gota de aceite esencial de geranio de Egipto, pimienta negra o pomelo para dar un sabor agradable. Remover nuevamente y verter en un frasco pequeño desinfectado. Deja reposar 24 horas en la nevera.

Este brillo de labios se aplica con pincel de labios. Se conserva bien hasta 1 mes a temperatura ambiente y lejos de la luz.

Ficha *slow* n.º 5

¿CÓMO SENTIRSE BIEN Y MAQUILLARSE PARA SEDUCIR(SE)?

¡Haz la prueba! ¿Has adoptado los hábitos *slow*?

Buenos hábitos para sentirse bien de manera natural

Esto es slow	*Esto no es* slow
Usar aguas de colonia orgánicas certificadas o fabricarse un perfume con aceites esenciales y vodka.	Comprar perfumes de marca porque los hemos visto en la tele o porque el reluciente envase es tentador.
Perfumarse con una pastilla de perfume sólida.	Pensar que el perfume sólido es para la taza del váter.
Redescubrir el placer de los polvos perfumados con plantas o aceites esenciales.	No darse cuenta de que todos los nuevos perfumes que aparecen en el mercado huelen un poco parecido ya que todos son 100% sintéticos.
Optar por un desodorante natural bien adaptado a nuestro tipo de piel y, si es posible, orgánico.	Comprar un desodorante que tiene todo malo: propulsión de gas, aluminio y perfumes sintéticos.
Por último, decir que nuestras abuelas no huelen tan mal (usar arcilla, bicarbonato o aceites esenciales).	Ser tan *snob* que «apesta».

Reglas del arte del maquillaje *slow*

Esto es slow	*Esto no es* slow
Maquillarse más bien poco, con productos de marcas orgánicas certificadas o realmente naturales.	Volver de comprar en la perfumería y darse cuenta de que todavía tenías 3 bases, 10 lápices labiales y 4 rímel sin abrir en el cuarto de baño.
Cuidarse los labios con mantecas vegetales, azúcar y miel.	Inyectarse materiales en los labios para hincharlos y maquillarlos con tres capas de color y brillo.
Para el cutis, confiar solo en polvos minerales o vegetales 100% naturales.	«Escayolar» la cara con una base de maquillaje sintética con la esperanza de parecernos a la chica que hemos visto en los carteles hechos con Photoshop.
Por diversión o por pasión, hacer algunos productos de maquillaje *slow* que impresionarán a las amigas.	Maquillarse para camuflar más que para embellecer.
Leer la lista de ingredientes a los vendedores y demostradores de maquillaje. Atención: prepara un pañuelo para que se sequen las lágrimas...	Creer todo lo que dicen los vendedores sin intercambiar opiniones con ellos.
Darse el placer de mirarse en el espejo, con o sin maquillaje.	Darse el placer de destrozarse la figura y el bolsillo.

Conclusión

Ya está todo dicho, ¿no?

Si después de leer este libro no has entrado todavía en el cuarto de baño para ponerlo en orden, ¡vuelve a leer atentamente la primera parte!

Si has puesto la cocina patas arriba durante la lectura de la segunda parte, recuerda que la experiencia es la madre de la ciencia y ¡vuelve a intentarlo! Y si te desesperas demasiado, deje a un lado las recetas y descubre el placer de comprar en tiendas de belleza orgánica.

La *slow cosmétique* es un movimiento promovido esencialmente por consumidores. Por tanto, tu compromiso es vital. Aunque no seas consciente, tal vez ya hayas dado el primer paso, porque eres sensible a la ecología. La revolución ha comenzado. ¡Ya era hora!

Reúne a tus amigos a tu alrededor para hablar y compartir tus puntos de vista. Exprésate en voz alta y clara en las tiendas. Educa a los que se supone que te deberían educar a ti en cosmética. ¿Te toman por loco? ¿Por un iluminado? ¡Cambia de tienda si es necesario! En nuestro mundo, donde el dinero es el rey, tu monedero es el que tiene el poder de cambiarlo todo.

Y para economizar, no guardes este libro en la estantería, ¡hazlo circular!

Si deseas compartir la experiencia de la *slow cosmétique* un poco más y conversar con el autor, visita www.lessentieldejulien.com o únete a la página «slow cosmétique» de Facebook.

Conclusión

APÉNDICES

Mi programa de cuidados *slow* en un vistazo

Para ayudarte a empezar, con suavidad, por supuesto, encontrarás aquí abajo una breve descripción de los gestos indispensables de la belleza *slow*.

Para hacer todos los días

Por la mañana:

- Limpieza facial con un jabón sin jabón, o arcilla, o hidrolato, o leche o aceite desmaquillante seguido de la aplicación de un hidrolato. ¡Varía los placeres! (Consulta el capítulo 4.)
- Ducha con arcilla, o jabón natural o base lavante neutra para el cuerpo y el cabello. (Consulta el capítulo 4.)
- Masaje del rostro y el cuerpo con un aceite vegetal o una mezcla de aceites aromatizados en función del tipo de piel o del objetivo de belleza. ¿No te gusta el aceite? Elige una crema hidratante orgánica certificada o hecha en casa. (Véase el capítulo 5.)
- ¿Más de 30 años? Ejercicios de gimnasia facial obligatorios para tonificar y prevenir las arrugas. (Consulta el capítulo 6.)
- Aplicar un desodorante natural. (Consulta el capítulo 7.)

- Por último, pero opcional: aplicar una crema hidratante y protectora o un bálsamo protector. (Consulta el capítulo 5.)
- Otra opción más: maquillaje natural y rociado de agua de colonia, con productos orgánicos certificados o caseros. (Consulta el capítulo 7.)
- Y para terminar, una bonita sonrisa en el espejo porque nos amamos como somos.

Por la noche:

- Desmaquillarse con mucho cuidado y después proceder a la aplicación de un hidrolato y / o limpieza facial con jabón sin jabón, arcilla, hidrolato o leche. ¡Varía los placeres! (Consulta el capítulo 4.)
- Masaje facial con un aceite vegetal o una mezcla de aceites aromatizados en función del tipo de piel o del objetivo de belleza. La manteca de karité también va muy bien. ¿No te gusta el aceite? Elige una crema hidratante orgánica certificada o casera. (Véase el capítulo 5.)
- ¿Vives al revés o a cien por hora? Puedes invertir los hábitos de la mañana y de la noche, pero tratar de hacer los máximos pasos posibles.

Para hacerlo 1-2 veces a la semana

- Una buena exfoliación corporal y facial con exfoliantes naturales. (Consulta el capítulo 4.)
- Una buena exfoliación corporal o una «limpieza en seco» con guante. (Consulta el capítulo 4.)
- Una mascarilla adaptada a tus necesidades del momento: arcilla, miel, queso, adaptando los excipientes a tus necesidades. (Consulta el capítulo 4.)

- Un baño de aceite para el cabello o una mascarilla para el cabello y el cuero cabelludo. (Consulta el capítulo 6.)

Para hacer al menos 1 vez al año

- Explicar a una vendedora de una perfumería por qué una crema de 180 € es demasiado cara para los pobres ingredientes que contiene. (Consulta el capítulo 2.)
- Elaborar un preparado hecho en casa para un/a amigo/a cercano/a. (Consulta la parte 2.)
- Caminar descalzos por la hierba, darse un baño en el mar, relajarse en un baño de leche y aceites esenciales.
- Releer este libro o prestarlo para revolucionar el Planeta Belleza. ☺

Aceites vegetales para una belleza *slow*

Las indicaciones que se ofrecen aquí para cada aceite no son exhaustivas y se refieren al uso cosmético que haremos del aceite.

La gotita que aparece en la primera columna indica que el aceite se puede consumir por vía oral como un suplemento alimentario, así como sobre la piel para un tratamiento cosmético.

Denominación	Composición y precio	Principales indicaciones
💧 Adormidera *(Papaver somniferum)* – semillas de adormidera	Ácidos grasos esenciales: omega 6 y un poco de omega 3 €	Piel seca, carencias alimentarias
💧 Aguacate *(Persea gratissima)*	Ácidos grasos: omega 9. Ácidos grasos esenciales: omega 6. Vitaminas A, D, H y PP €	Piel seca, sin brillo, con falta de tonicidad, piel de naranja, protección solar, cabellos finos o frágiles
Almendra dulce *(Prunus amygdalus)*	Ácidos grasos insaturados, vitaminas A, B y E €	Piel seca (bebés y adultos), placas secas

Denominación	Composición y precio	Principales indicaciones
Altramuz *(Lupinus luteus)*	Ácidos grasos esenciales: un poco de omega 3. Esteroles y fenoles antioxidantes	Piel seca y madura, lucha contra el envejecimiento celular
Argán *(Argania spinosa)*	Ácidos grasos insaturados, vitamina E, trazas de vitamina A	Piel seca o irritada, piel madura, arrugas, cabellos secos o frágiles
Árnica *(Arnica montana)* – maceración de la planta	Ácidos grasos: omega 9. Ácidos grasos esenciales: omega 6	Músculos y articulaciones dolorosos, inflamación, picaduras de insecto
Arroz *(Oryza sativa)* – salvado de arroz	Ácidos grasos insaturados: omega 9, ácidos grasos esenciales: omega 6, trazas de vitaminas, minerales y antioxidantes	Piel seca, piel frágil expuesta a la intemperie, piel madura, piel sin tono, ojeras y bolsas debajo de los ojos
Avellana *(Corylus avellana)*	Ácidos grasos insaturados: omega 9. Vitamina E y fitoesteroles	Piel sin tono, piel mixta o grasa, falta de tonicidad corporal, piel de naranja
Borraja *(Borago officinalis)*	Ácidos grasos esenciales: omega 6. Fitoesteroles (antioxidantes)	Piel seca y atópica, dermatitis, psoriasis, síndrome premenstrual, menopausia
Cacao *(Theobroma cacao)* – manteca vegetal	Ácidos grasos insaturados, teobromina, polifenoles y fitoesteroles	Labios agrietados, cabellos quebradizos o frágiles
Calabaza *(Cucurbita pepo)* – semillas	Ácidos grasos insaturados, vitaminas A, E y zinc	Caída androgénica del cabello, pieles grasas

Denominación	Composición y precio	Principales indicaciones
Caléndula *(Calendula officinalis)* – maceración de las flores	Ácidos grasos: omega 9. Ácidos grasos esenciales: omega 6, fitoesteroles, antiinflamatorios	Piel irritada, insolación, grietas, rojeces, quemaduras, inflamación, picaduras de insecto
Calofilo *(Calophyllum inophyllum)*	Ácidos grasos insaturados, fitoesteroles y vitaminas	Cuperosis y varicosidades, piernas cansadas, ojeras y bolsas debajo de los ojos, cicatrices
Camelia *(Camellia sinensis oleífera o japónica)*	Ácidos grasos: omega 9	Piel seca, primeras arrugas, protección solar
Camelina *(Camelina sativa)*	Ácidos grasos esenciales: omega 3. Vitamina E y provitamina A	Piel seca o madura, sin brillo, arrugas, lucha contra el envejecimiento celular
Cáñamo *(Cannabis sativa)*	Ácidos grasos esenciales: omega 3. Vitaminas y betacaroteno	Piel madura, arrugas, lucha contra el envejecimiento celular
Cártamo *(Carthamus tinctorius)*	Ácidos grasos insaturados, vitaminas E y B, fitoesteroles	Piel muy seca o grasa, resfriado, colesterol, dolores musculares
Coco *(Cocos nucefera)* – pulpa	Vitaminas B, oligoelementos, fitoesteroles *Aceite sólido a temperatura ambiente, se derrite en la mano*	Piel seca, labios secos, cabellos frágiles
Colza *(Brassica napus)*	Ácidos grasos esenciales: omega 3. Vitaminas E y K	Lucha contra el envejecimiento celular

Denominación	Composición y precio	Principales indicaciones
💧 Comino negro *(Nigella sativa)* – semillas de comino negro	Ácidos grasos insaturados: omega 9. Ácidos grasos esenciales: omega 6. Timoquinona (antioxidante y antiinflamatorio) 💰💰💰	Piel con problemas, acné, dermatitis, caspa, reumatismo, lucha contra el envejecimiento celular
💧 Espino amarillo *(Hyppophae rhamnoides)* – semillas	Ácidos grasos esenciales: omega 3. Vitaminas E y K 💰💰💰	Piel irritada y sensible, piel madura, arrugas, piel sometida a tensión (embarazo), cicatrices, preparación para la exposición al sol, prevención del envejecimiento celular
💧 Germen de trigo *(Triticum vulgare)*	Ácidos grasos esenciales: un poco de omega 3. Vitaminas A, K y E 💰	Piel seca o madura, arrugas
💧 Girasol *(Helianthus annuus)*	Ácidos grasos insaturados. 1% de fitoesteroles antioxidantes 💰	Piel seca, protección solar
Higo chumbo *(Opuntia ficus o vulgaris)*	Ácidos grasos esenciales: un poco de omega 3. Vitamina E 💰💰💰	Piel madura, arrugas
💧 Hipérico *(Hypericum perforatum)* – maceración de la planta	Ácidos grasos insaturados: omega 9. Taninos y flavonoides 💰💰	Inflamación, quemaduras, irritaciones, episodios de depresión *Atención: aceite fotosensibilizante, no exponerse a los rayos UV después de su uso*

Denominación	Composición y precio	Principales indicaciones
Jojoba *(Simmondsia sinensis)* – cera vegetal líquida	Ésteres cerosos, fitoesteroles *Se puede solidificar por debajo de los 15° C*	Acné, piel grasa, caspa, piel seca (adulto y bebé), dermatitis, psoriasis, primeras arrugas, protección solar
Karité *(Butyrospermum parkii)* – manteca vegetal	Ácidos grasos insaturados, ácido cinámico antiinflamatorio	Piel seca, dermatitis, grietas, prurito, psoriasis, labios secos, cabellos secos o rizados, protección contra el frío y el sol
Kukui *(Aleurites triloba)*	Ácidos grasos esenciales: omega 6 y 3	Piel grasa, cabellos secos o muy finos, caspa
Lino *(Linum usitatissimum)*	Ácidos grasos esenciales: omega 3	Piel madura, lucha contra el envejecimiento celular *Atención: conservación limitada en la nevera*
Macadamia *(Macadamia ternifolia)*	Ácidos grasos insaturados, ácido palmitoleico: omega 7	Piel seca, mixta o grasa, falta de tonicidad en el cuerpo, piel de naranja, prevención de estrías, cicatrices, piernas cansadas
Maíz *(Zea mays)*	Ácidos grasos insaturados. Fitoesteroles y vitamina E	Piel seca o irritada, piel madura, colesterol
Margarita común *(Bellis perennis)* – maceración de las flores	Ácidos grasos mono y poliinsaturados (en función del aceite de maceración), flavonoides antioxidantes, contiene trazas de aceite esencial de margarita	Pecho caído o pecho pequeño, pérdida de elasticidad, piel madura

Denominación	Composición y precio	Principales indicaciones
Neem *(Azadirachta indica)*	Ácidos grasos insaturados: omega 9. Ácidos grasos esenciales: omega 6. Azadiractina A (infección, insectos)	Piel infectada, llagas, repulsivo e insecticida, piojos
Nuez *(Juglans regia)*	Ácidos grasos esenciales: omega 3. Vitamina E y fitoesteroles	Cabellos apagados, colesterol, niños con carencias alimentarias, estreñimiento
Nuez de albaricoque *(Prunus armeniaca)*	Ácidos grasos esenciales: omega 6. Provitamina A	Desmaquillaje, tez apagada, piel seca, primeras arrugas, preparación y prolongación del bronceado
Oliva *(Olea europea)*	Ácidos grasos insaturados: omega 9. Fitoesteroles	Piel seca o irritada, manos agrietadas y uñas quebradizas
Onagra *(Oenothera biennis)*	Ácidos grasos esenciales: omega 6. Fitoesteroles antiinflamatorios	Menopausia, síndrome premenstrual, piel madura, lucha contra el envejecimiento celular
Perilla *(Perilla frutescens)*	Ácidos grasos esenciales: alrededor de un 60% de omega 3, omega 6	Piel madura o desvitalizada, arrugas, lucha contra el envejecimiento celular
Ricino *(Ricino communis)*	90% de ácido graso rinoleico	Uñas finas o quebradizas, cabellos finos y frágiles, pestañas muy finas, grietas, piel muy seca

Denominación	Composición y precio	Principales indicaciones
Rosa mosqueta *(Rosa rubiginosa* o *Rosa mosqueta)* – semillas de rosa mosqueta	Ácidos grasos insaturados: omega 9, ácidos grasos esenciales: omega 6 y aproximadamente un 30% de omega 3, vitaminas, entre otras la K	Arrugas, estrías, cicatrices, lucha contra el envejecimiento celular, piel sometida a tensión (embarazo)
Sésamo *(Sesamum indicum)*	Ácidos grasos insaturados: omega 9. Ácidos grasos esenciales: omega 6. Trazas de vitaminas y antioxidantes, entre otros selenio	Piel sin tono, falta del tonicidad corporal, cabellos secos, protección solar
Uva *(Vitis vinífera)* – pepitas prensadas, no refinadas	Ácidos grasos esenciales: omega 6, polifenoles antioxidantes	Piel seca o con falta de tono, falta de tonicidad corporal
Zanahoria *(Daucus carota)* – maceración de la planta	Provitamina A, betacarotenos	Piel sin brillo, preparación para el sol, prolongación del bronceado

21 aceites esenciales para la belleza *slow*

Esta lista de 21 aceites esenciales te ayudará a tratar las molestias de la piel más comunes y a realizar tratamientos cosméticos muy eficaces. Algunos de los aceites esenciales de esta lista son caros, pero no te olvides que se utiliza muy poca cantidad y que se conservan durante varios años sin ningún problema. Además, los aceites esenciales de la lista son también adecuados para practicar los primeros tratamientos familiares de aromaterapia (resfriado, purificar el aire, inmunidad, etc.). Si no tienes un aceite esencial, también sabemos que casi siempre es posible sustituirlo por otro de un perfil similar. Así, por ejemplo, la zanahoria puede reemplazar al romero verbenona, y la lavanda real puede reemplazar al niaulí. Consulta a tu farmacéutico, a tu herborista o visita un blog especializado en la aromaterapia como www.lessentieldejulien.com.

- **Abeto negro** *(Picea mariana)* : ¡el antifatiga! Este aceite esencial se utiliza en aceites de masaje muy tónicos para reanimar, pero a veces también en bálsamos hidratantes para calmar la dermatitis.
- **Canela** *(Cinnamomum cassia)* : muy potente y dermocáustico, este aceite esencial se utiliza para dar un maravilloso perfume en dosis infinitesimales. ¡Ojo con quemarse! Es calorífico, activa la circulación sanguínea en casos de celulitis o de extremidades frías y elimina despiadadamente las bacterias.

- **Eucalipto radiata** *(Eucalyptus radiata)* €: este eucalipto bien conocido en las saunas despeja las vías respiratorias sin agredirlas. Puede abrir los poros durante una sauna facial o simplemente aliviar la garganta irritada o la nariz congestionada. Consulta para usarlo con fines médicos. También se debe incorporar en los champuses anticaspa.
- **Geranio de Egipto** *(Pelargonium asperum)* €€€: muy aromático, el geranio proporciona un aceite esencial astringente para las grietas, poros dilatados, arrugas profundas o cualquier cosa que necesite ser «cerrada». También es un ingrediente de elección en las mascarillas y los tratamientos antiacné.
- **Helicriso o Siempreviva** *(Helichrysum italicum)* Helichrysum €€€: la reina de la aromaterapia, este aceite esencial antihematomas borra las arañas vasculares de las piernas, la cuperosis, las contusiones y los moratones. También mejora la cicatrización y tiene efecto antiarrugas.
- **Jara de Córcega** *(Cistus ladaniferus)* €€€: esta preciosa florecita proporciona el esencial aceite antiarrugas por excelencia. Su peculiar olor no es apreciado por todos, pero marida a la perfección con el geranio y helicriso en las mejores preparaciones reafirmantes. Ten en cuenta que este aceite es hemostático y se puede utilizar en caso de pequeños cortes o sangrado de la nariz para detener la hemorragia. Consulta a tu farmacéutico o herborista.
- **Lavanda espiga** *(Lavandula spica)* €€: lavanda alcanforada, alivia las quemaduras menores y se puede agregar a un aceite de masaje analgésico. También calma las picaduras de los mosquitos o el veneno de los insectos de manera muy eficaz.
- **Lavanda real** *(Lavandula angustifolia)* €€€: buena para todo en aromaterapia y es adecuada para todos. Relaja, pero es especialmente un buen aceite antiséptico capaz de aliviar las espinillas del acné. También se han demostrado sus propiedades cicatrizantes.
- **Lavandín** *(Lavandula hybrida grosso o)* €: muy práctica, barata y bien tolerada por todos, que elimina los piojos, limpia la piel y reduce las espinillas.

- **Manzanilla alemana o matricaria** (*Matricaria recutita*): prima de la manzanilla, completamente azul, ya que contiene camazuleno, un agente antiinflamatorio y antipruriginoso muy eficaz.
- **Manzanilla noble** (*Chamaemelum nobile*): antiinflamatorio, alivia el acné, la cuperosis, el enrojecimiento y el prurito de todo tipo.
- **Menta piperita** (*Mentha piperita*): no es adecuada para mujeres embarazadas, pero es el ingrediente indispensable para aliviar la picazón, las piernas cansadas o pequeños dolores. Da un efecto de frío a todos los preparados.
- **Naranja dulce** (*Citrus sinensis*): una esencia cítrica muy sabrosa para disfrutar y relajar los sentidos. Es ideal en el agua de baño o en un aceite corporal. Ten cuidado de no exponerte al sol después de usarlo.
- **Naranjo amargo** (*Citrus aurantium amara*): las hojas del naranjo dan un aceite esencial muy agradable adecuado para relajar el cuerpo y la mente, así como para los cuidados destinados a las pieles grasas o sensibles.
- **Niaulí** (*Melaleuca quinquenervia*): parecido al famoso árbol de té, por el que podemos sustituir, el niaulí limpia la piel con acné, y se puede utilizar en caso calenturas desde los primeros picores para evitar la catástrofe.
- **Pomelo** (*Citrus paradisii*): esta esencia cuyo delicioso olor recuerda a las vacaciones se utiliza a menudo para los cuidados anticelulíticos, ya que elimina la grasa subcutánea. También es un buen antienvejecimiento y conserva la elasticidad y la firmeza de la piel. No exponerse a la luz del sol después de su uso.
- **Ralladura de limón** (*Citrus limon*): la esencia de limón rompe las grasas, desintoxica y limpia. Podemos añadirlo a nuestros cuidados para el cabello graso, las pieles grasas o para los aceites de masaje anticelulitis. Una gota en la dosis de dentífrico blanquea los dientes.
- **Romero verbenona** (*Rosmarinus officinalis CT verbenona*): este romero que se utiliza con precaución no es adecuado para las muje-

res embarazadas, pero es útil para el tratamiento del acné, la caspa grasa o la antiestética piel de naranja (celulitis).

- **Rosa damascena** *(Rosa damascena)* €€€€€€€€: un aceite esencial no necesariamente slow por razones ecológicas, pero muy slow por su virtudes olfativas y psicológicas. Utilizar como un tratamiento muy valioso para la piel madura o en caso de falta de amor.
- **Ylang-ylang** *(Cananga odorata)* €€€: este aceite esencial suave y sensual se utiliza tanto por su perfume como por sus propiedades antiinflamatorias en caso de dermatitis o prurito. También se añade a los cuidados cuyo objetivo es fortalecer el cabello.
- **Zanahoria** *(Daucus carota)* €€: este aceite esencial poco conocido es muy eficaz para aclarar la tez, atenuar las imperfecciones de cualquier tipo (manchas pigmentarias) y desintoxicar el organismo por completo.

Lista de direcciones

¿DÓNDE SE APRENDE A CONOCER MEJOR LA BELLEZA ECOLÓGICA Y LA *SLOW COSMÉTIQUE*?

- *www.lessentieldejulien.com*: el blog de Julien Kaibeck está lleno de consejos y de recetas en vídeos para consumir la belleza de distinta forma, más consciente.
- *www.consoglobe.com*: la rúbrica de belleza de este portal de ecoconsumo os desvela las astucias *slow* y os presenta los productos adaptados.
- *www.laveritesurlescosmetiques.com*: la página de Rita Stiens, autora del *bestseller La vérité sur les cométiques*, en Éditions Leduc.s. En ella se denuncian todos los abusos de las fórmulas de la cosmética convencional.
- *www.cosmetiquesnontoxiques.net*: este sitio quebequés animado por Sylvie Fortin propone un foro de preguntas/respuestas sobre las recetas de cosmética caseras y ofrece unos cursos y talleres muy *slow*.
- *www.madamenature.be*: el blog archiconocido de Isabelle Masson, periodista especializada, reúne en un solo lugar las informaciones sobre el ecoconsumo fácil, la jardinería ecológica y la slow cosmétique. ¡¡¡Un verdadero placer leerlo!!1

¿Dónde encontrar informaciones sobre el movimiento *Slow* o sobre Slow Food®?

La asociación internacional Slow Food® fue fundada en 1989 por Carlo Petrini en Italia. Este movimiento es defensor de una alimentación de calidad que inició el movimiento slow, hoy más extendido. La actitud *slow* profundiza, en efecto, muy bien los dominios de la actividad humana. Del mundo del trabajo al de la alimentación, pasando por la búsqueda e investigación científica, el diseño o incluso la sexualidad, se puede aprender a vivir *slow*.

- *www.slowfood.fr*: el sitio oficial de Slow Food® en Francia nos informa sobre los valores del movimiento y las numerosas iniciativas locales de la asociación.
- *www.slowplanet.com*: este sitio en inglés reúne los testimonios de los profesionales que intentan vivir *slow*. Está animado por Carl Honoré, autor reconocido en la materia, donde el libro *Éloge de la lenteur* está traducido al francés (Marabout).

¿Dónde encontrar los ingredientes y utensilios para fabricar jabones, cosméticos o maquillaje?

Existen muchos sitios en internet en los cuales se pueden pedir unos ingredientes cosméticos y utensilios adaptados. A modo de ejemplo, a continuación citamos algunos de confianza:

- *www.aroma-zone.com*: La referencia incuestionable de la cosmética «homemade» o «casera». Se encuentra todo sobre este. ¡¡Los ingredientes de referencia, los utensilios, los consejos prácticos y cientos de recetas!! Todo por un precio desafiando toda la concourrencia. Difícil de encontrarse en este sitio un poco, pero incontenible y de buena calidad.

- *www.macosmetoperso.com*
- *www.bilby-co.com*
- *www.huiles-et-sens.com*

¿Dónde encontrar más recetas de cosméticas para hacer en casa?

Existen cientos de blogs donde las mujeres apasionadas por la cosmética hecha en casa os presentan sus recetas. Estos blogs son para la mayoría … pero se trata realmente de una comunidad muy simpática donde los consejos se intercambian de un blog a otro. A continuación se proponen unas páginas de recetas adaptadas a todos:

- *www.calybeauty.com*
- *byreo.canalblog.com*
- *misslollipop.canalblog.com*
- *www.dans-ma-nature.com* y *www.aroma-zone.com* proponen igualmente unas recetas muy cualitativas y os venden los ingredientes para prepararlas.

¿Dónde encontrar la información sobre las cosméticas y las últimas tendencias?

- *www.hellocoton.fr* (firma Beauté & Forme): Cada día, este portal femenino propone lo mejor de la blogosfera de la belleza en una sola página.
- *planete-beaute.blogspot.com*: el mejor blog sobre las últimas tendencias de la belleza. Animada por un chico de nombre Teddy de pluma muy simpática.
- *www.femininbio.com*: el portal femenino más completo sobre la vida y la belleza en bio.

¿Dónde encontrar buena información sobre los aceites esenciales?

- *www.mon-aromatherapie.com*: el blog más completo sobre la utilización de aceites esenciales en la vida de todos los días y para soñar con la aromaterapia.
- *www.college-aromatherapie.com*: la referencia para formarse en aromaterapia de forma profesional en Francia y Bélgica.
- *www.danielefesty.com*: el autor de *Ma bible des huiles essentielles,* en éditions Leduc.s, propone un sitio muy serio donde ella responde a unas cuestiones en tanto en cuanto que es farmacéutica. Danièle Festy propone formación.
- *www.lessentieldejulien.com*: el blog de Julien Kaibeck contiene igualmente muchos artículos y vídeos sobre la utilización de los aceites esenciales para el bienestar y la belleza.

¿Qué aceites esenciales comprar y dónde?

Solo los aceites esenciales de calidad botánica y bioquímica irreprochables convienen para practicar un consumo eficaz. Lo más seguro es comprar los aceites en farmacias o en establecimientos bio de fama y reconocidos. Preferiblemente los aceites esenciales labelizados HECT.

Encontraréis una lista de puntos de venta (farmacias y establecimientos bio) próximos a vosotros en la página *www.pranarom.com.* El laboratorio de aromaterapia Pranarôm es uno de los más serios y más antiguos de Europa.

Otras marcas proponen igualmente unos aceites esenciales labelizados de buena calidad. Están disponibles en farmacias o estblecimientos bio, pero también en sitios de intrnet: Ladrôme, Florame, Puressentiel, Phytosun'arôms, Herbes et Traditions, Huiles et Sens y Hévéa.

¿DÓNDE INFORMARSE SOBRE LA FABRICACIÓN DEL JABÓN Y LA JABONIZACIÓN EN FRÍO?

Los propulsores de esta filiar en pleno crecimiento se reúnen de vez en cuando y han redactado una «Carta de jabonización en frío». Se encuentra más información en tres sitios especializados:

- *www.saponification.org*: el sitio de cualquier reciente asociación de los jaboneros en frío (ADNS).
- *byswanee.blogspot.com*: el blog de BySwanee retoma toda la información sobre la filial y propone de los a los jaboneros en hierbas.
- *www.gaiia-shop.com/blog*: el blog de la jabonería gaiia nos informa de una forma muy lúdica sobre la jabonización en frío y vende jabones.

¿DÓNDE COMPRAR COSMÉTICOS CERTIFICADOS BIO O *SLOW*?

- Si habéis leído este libro, os daréis cuenta de que todos los ingredientes de la *slow cosmétique* se encuentran en el supermercado, en establecimientos bio o en algunas farmacias o parafarmacias. Azúcar, aceite, bicarbonato, arcilla... *La mayoría de los productos* slow ya los tenemos en casa.
- En internet la elección es igualmente inmensa y los mejores productos son los que llevan un label de que todo es bio o que indique que no contienen más que ingredientes naturales. Exija un máximo de información sobre los productos comprados en internet.
- *www.vitalibio.com*: esta boutique en línea realiza un trabajo real de selección de sus proveedores para ofrecer y proponer unos productos de belleza y de bienestar bio.
- *www.mademoiselle-bio.com*: para cualquiera un poquito coqueto, este sitio es LA referencia de la compra de belleza bio.
- *boutique.consoglobe.com*: la boutique del portal de ecoconsumo consoglobe.com propone algunas gamas de cosmética bio a la venta.

- *www.cosmetique.org*: esta página propone los aceites, los bálsamos, cosméticos y jabones en frío de una gran calidad *slow*.
- *www.eco-sapiens.com*: esta guía de compra ética ha seleccionado en distintas boutiques web los productos más ecorresponsables. En ella encontrarás muchos cosméticos.
- *www.slow-cosmetique.org:* el sitio de la asociación que defiende la slow cosmétique está en curso de realización pero se puede pensar que propondrá una lista de marcas y productos *slow* dignos de confianza.

En España

Para complementar la detallada relación de direcciones e información aportadas por el autor de este libro, Julien Kaibeck, proponemos a continuación las páginas y sitios web desde donde podrá ampliar datos, compilar recetas, comprar o informarse sobre la *Slow Cosmétique* a nivel mundial, así como de la red de distintas localizaciones y lugares de su interés (tiendas, talleres, productos, recetas, libros), entre otros muchos, en España, y donde en todas ellas podrá obtener información sobre aspectos concretos, pues contará con la ayuda de los mejores asesores y expertos*.

- *www.slow-cosmetique.org*: es la página web dirigida por Julien Kaibeck, creador de *Slow Cosmétique* a nivel mundial, como marca.
- *www.elalmazennatural.com*: página web que da cabida a todo lo que ofrece uno de los mejores establecimientos, dirigido por una de las más reconocidas especialistas en medicinas alternativas, cosmética natural y conocedora desde hace décadas de todo el mundo bio y eco. En esta página y tienda podrá encontrar todas las respuestas a búsquedas de ingredientes, recetas, opciones de terapias, talleres y los mejores libros.

---

* Hemos seleccionado una serie de nombres y páginas desde las cuales el lector podrá conocer muchas más. *(Nota del editor)*.

- *www.ecocentro.es*: centro especializado con distintos sucursales en Madrid capital, pero desde donde se organizan distintas actividades e información sobre el mundo ecológico y bio. En la sucursal central también podrá disfrutar de restaurante vegetariano, donde degustar y conocer el amplio y diverso mundo de la cocina natural y vegetariana.
- *www.naturalsensia.com*: expertos en cosmética natural que le ofrecerá el mejor asesoramiento, fruto de una larga experiencia como farmacéuticos.
- *www.alliumherbal.com*: Fitoterapia, complementos dietéticos, cosmética natural y alimentación biológica con los mejores especialistas.

Agradecimientos

El libro que tienes en tus manos es, obviamente, el resultado de un proceso largo y la síntesis de muchas experiencias. Me gustaría dar las gracias a los que me han seguido en mi entusiasmo y que, a su manera, pusieron su granito de arena en esta guía.

Frédéric Guffroy por su escucha, su consejos y su paciencia; Marie-Claude Cacheux, mi conejillo de indias que tanto amo; Jean-Claude Kaibeck, por haber puesto su casco; Odile Bailloeul, por sus trazos a lápiz; Anaïs Delvallée, por la franquicia; Laurence Verdier, por la complicidad, Constance Sycinski, por la confianza, Didier Knoff por la luz.

Y también, por muchas cosas pequeñas y grandes:

Jean-Pierre Coffe, Dominique Baudoux, Anne-Françoise Malotaux Luc-André Delacuvellerie, Leo Bormans, el club de fans Roubaix: Aurore, Béatrice, Sylvette y Bruno, Jean-François y Luc, Chantal y Didier, Anne y Fred, Pascale y Jean-Marie, Patricia, Régis y Sylvain, Jean-Marie Boucher, e incluso Michel Pobeda, Tony Kay, Marie Desmet, Isabelle Masson, Laurence Descamps y Miaou.

Índice

OTROS TÍTULOS
DE ESTA COLECCIÓN

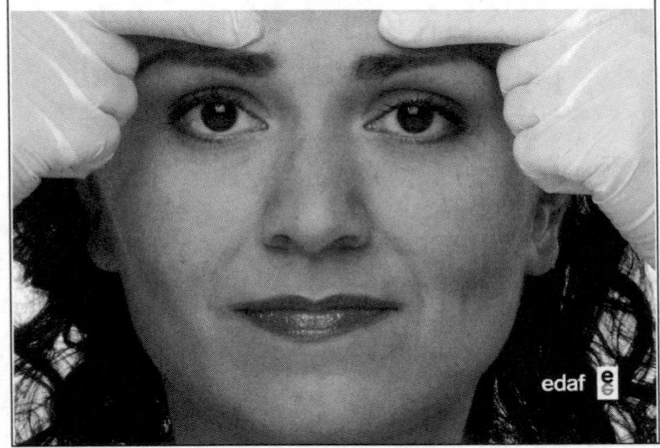

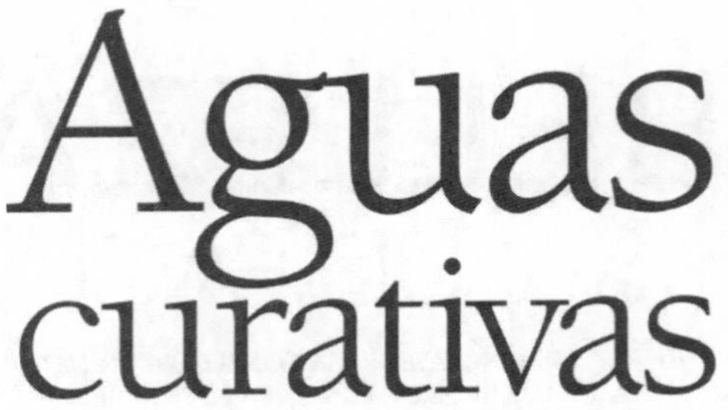

Los poderosos beneficios
para la salud del agua ionizada

Ben Johnson

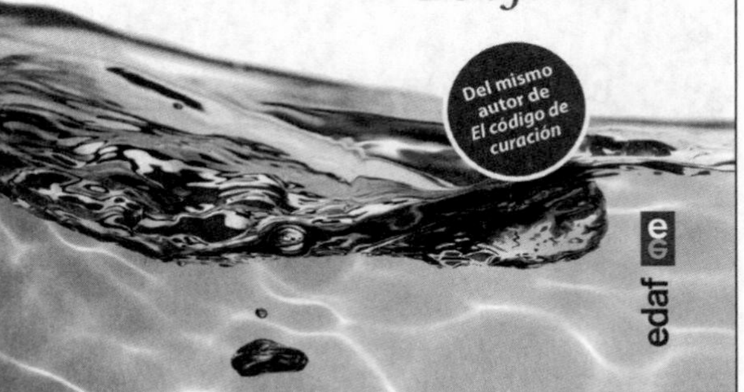

ENZIMAS VEGETALES
QUE ALIVIAN 36 PROBLEMAS DE SALUD

LITA LEE Y LISA TURNER

ENZIMO TERAPIA

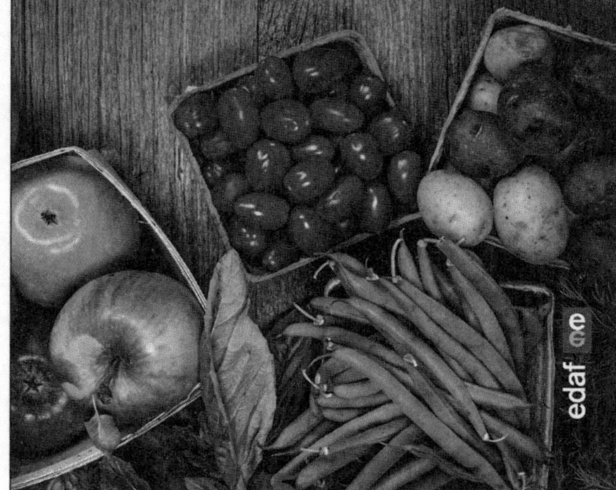

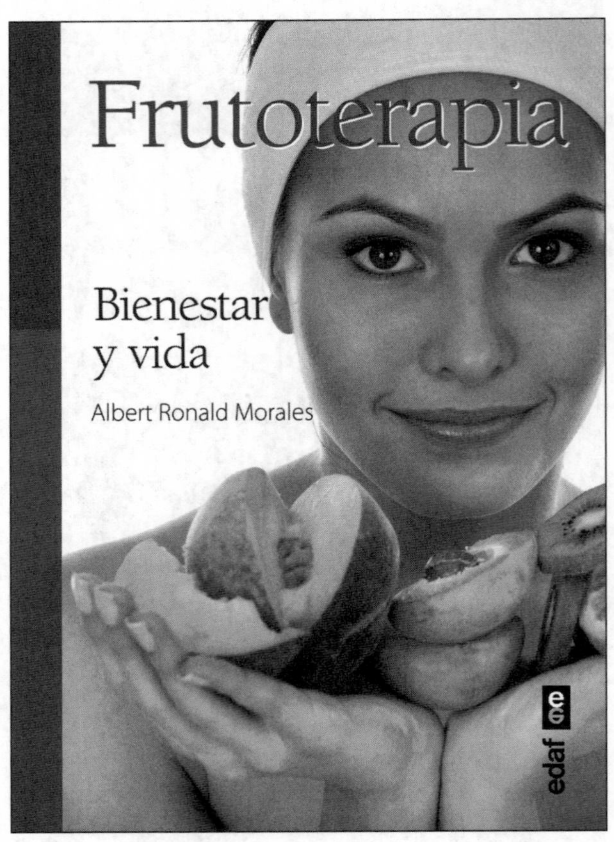
Frutoterapia
Bienestar
y vida
Albert Ronald Morales
edaf

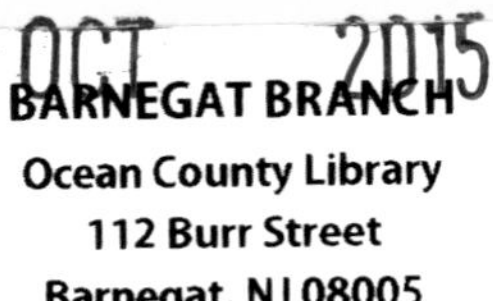